Les eaux minérales

8° T 22

71 (22)

DES MÊMES AUTEURS

Dans la même collection :

L'obésité. Un volume in-18, Paris (1923).

Bibliothèque des Connaissances médicales

DIRIGÉE PAR LE DOCTEUR APERT

MAURICE PERRIN   et   PAUL MATHIEU

PROFESSEUR AGRÉGÉ   ANCIEN INTERNE
A LA FACULTÉ DE MÉDECINE   DES HÔPITAUX DE NANCY
DE NANCY   MÉDECIN CONSULTANT A BRIDES

Les eaux minérales

Leurs modes d'action, leur emploi

Avec 27 figures et 16 planches hors-texte

PARIS

ERNEST FLAMMARION, ÉDITEUR

26, RUE RACINE, 26

1925

Les eaux minérales

INTRODUCTION

Toute l'eau qui existe à la surface du globe est, à proprement parler, minérale, car l'analyse y décèle toujours la présence de quelques substances chimiques. Mais, dans le langage médical, on réserve le qualificatif de « minérales » aux eaux naturelles qui diffèrent des eaux potables ordinaires, soit par la nature et la proportion des éléments chimiques qu'elles contiennent en dissolution, soit par leurs propriétés physiques particulières (température, radio-activité, etc.). Ce sont des eaux qui peuvent être utilisées dans un but thérapeutique.

Quelques auteurs désignent l'étude des eaux minérales sous le nom de « crénologie » ; le traitement par les eaux minérales devient la « crénothérapie » ($\varkappa\rho\acute{\eta}\nu\eta$, source).

Dans le langage courant, on emploie volontiers le mot « thermal » comme synonyme du mot « hydrominéral » ; on dit par exemple « station thermale, cure thermale » ; c'est là un abus de langage, car la notion de thermalité implique, nous le verrons plus loin, l'idée d'une température assez élevée. Toutefois il suffit d'être prévenu de ce double sens du mot thermal pour que son emploi abusif soit sans inconvénient.

La médication hydrominérale, la Crénothérapie, ne doit pas être confondue avec l'Hydrothérapie, malgré la parenté grammaticale des deux termes. L'hydrothérapie fait appel à des méthodes simples et uniformes (température du bain ou de la douche, pression de l'eau, durée du traitement), sans s'inquiéter des qualités intrinsèques de l'eau ; suivant l'expression de Landouzy, « l'hydrothérapeute se sert, qualitativement parlant, d'une constante, l'aqua simplex ». La médication hydrominérale, même lorsqu'elle utilise la technique hydrothérapique, se préoccupe essentiellement des qualités propres de l'eau utilisée : composition chimique, constitution intime de la minéralisation, température originelle, teneur en gaz, radioactivité, etc. L'eau est ici un agent différencié, et chaque source a son individualité, ses caractéristiques, ses effets spéciaux sur l'organisme, ses applications thérapeutiques particulières.

Le présent volume est consacré aux eaux minérales, comme son titre l'indique.

Nous exposerons tout d'abord les notions essentielles concernant les eaux minérales en général : origine, répartition géographique, captage, composition chimique et caractères physiques, modes d'action et modes d'emploi. Nous ferons ensuite la description de chaque source hydrominérale en particulier, en énumérant les principaux de ses caractères spécifiques et en indiquant ses applications thérapeutiques spéciales.

PREMIÈRE PARTIE

LES EAUX MINÉRALES EN GÉNÉRAL

CHAPITRE PREMIER

FORMATION DES EAUX MINÉRALES

Les Anciens expliquaient par des légendes la formation des eaux thermales. Les Orientaux racontent encore que le roi Salomon, devant faire un long voyage, avait envoyé des génies pour préparer les bains nécessaires à lui-même et à ses courtisans. Ces génies avaient été choisis sourds, aveugles et muets, pour qu'ils ne puissent ni entendre, ni voir, ni répéter ce qui se passait dans ces bains merveilleux. En raison de leurs infirmités, on n'a jamais pu leur apprendre la mort de leur maître, et ils continuent à chauffer l'eau des sources aux étapes qui avaient été fixées pour le voyage.

Les théories des savants modernes sont moins poétiques, mais plus scientifiques. Pour les comprendre, il est utile de s'appuyer sur les notions élémentaires de géologie que nous allons rappeler.

COMPOSITION DE L'ÉCORCE TERRESTRE. — L'écorce terrestre est composée de couches successives de terrains, formées à des périodes différentes de l'histoire géologique de la terre.

Le refroidissement des parties périphériques de la masse ignée primitive a provoqué la formation de roches cristallines, dites primitives ou ignées : granit (ou granite), gneiss, micaschiste, etc.

Sur ce *Terrain primitif*, d'autres terrains se sont déposés par sédimentation. Ce sont, en suivant l'ordre chronologique, les *Terrains primaires*, qui comprennent le Cambrien, le Silurien, le Dévonien, le Houiller et le Permien ; les *Terrains secondaires*, qui contiennent le Triasique, le Lias, le Jurassique et le Crétacique ; les *Terrains tertiaires*, avec l'Eocène, le Miocène et le Pliocène ; enfin les *Terrains quaternaires* actuels.

Ces groupes sont eux-mêmes subdivisés en nombreuses formations, étages, sous-étages et couches.

PLISSEMENTS, ONDULATIONS, ÉROSIONS, FAILLES. — La superposition des terrains n'est pas uniforme. Le refroidissement progressif de la masse centrale a amené sa contraction, d'où des *plissements*, des fractures, des dislocations qui ont déterminé des *saillies* et des *dépressions* (fig. 1). Il en résulte que la série complète des couches géologiques ne se rencontre nulle part, et d'autre part que les couches existantes en un point donné peuvent être interrompues par des fissures ou *failles*.

Une faille peut être masquée par les couches superficielles, par des dépôts d'alluvions ; elle peut aussi être apparente, notamment lorsque la dislocation a eu pour effet de placer ses deux lèvres à des niveaux très différents. C'est le cas, par exemple, pour la faille de La Bourboule : une partie du rocher granitique (au pied duquel émergent les sources) est restée en place, très apparente avec ses « miroirs de glissement »; l'autre partie de ce rocher est profondément enfoncée et recouverte par d'autres terrains

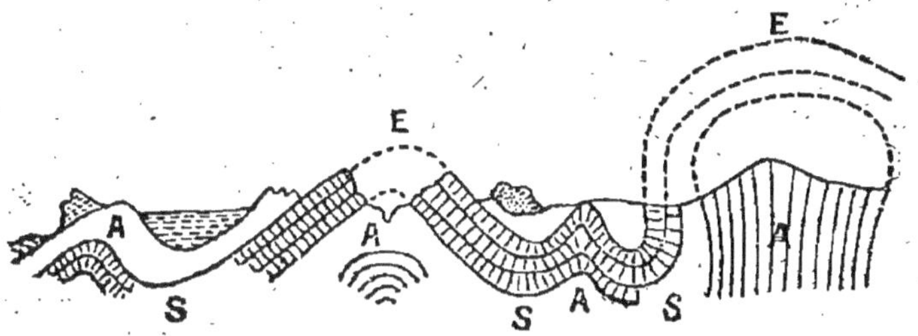

Fig. 1. — Coupe verticale théorique montrant les principales dispositions des plissements de terrains (d'après DE LAPPARENT).
A. Anticlinaux ou plis saillants. — S. Synclinaux ou thalwegs. — E. Erosions.

(voir p. 24). On nomme *filon* un dépôt de substances minérales dans une fissure de l'écorce terrestre ; un filon est souvent le remplissage d'une faille.

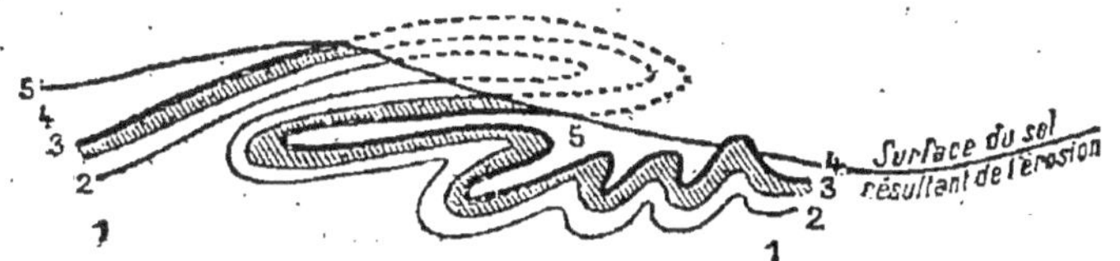

Fig. 2. — Coupe verticale théorique, montrant un renversement des terrains et l'effet des érosions (d'après DE LAUNAY).
1. Roche primitive. — 2. Terrain primaire. — 3. Terrain secondaire. — 4. Terrain tertiaire. — 5. Terre végétale.

Enfin les éboulements, le vent et le ruissellement des eaux ont désagrégé, érodé les couches superficielles, mettant à nu des couches profondes et occasionnant de nouvelles failles.

Les figures 1 et 2 montrent schématiquement les principales dispositions des plissements de terrains et l'action des *érosions*. La combinaison du renversement et de l'érosion (fig. 2) peut faire apparaître, à la surface du sol, une superposition des terrains dans leur ordre normal puis dans l'ordre inverse.

CIRCULATION DE L'EAU. FORMATION DES SOURCES ORDINAIRES. — L'eau qui tombe sur la terre pénètre

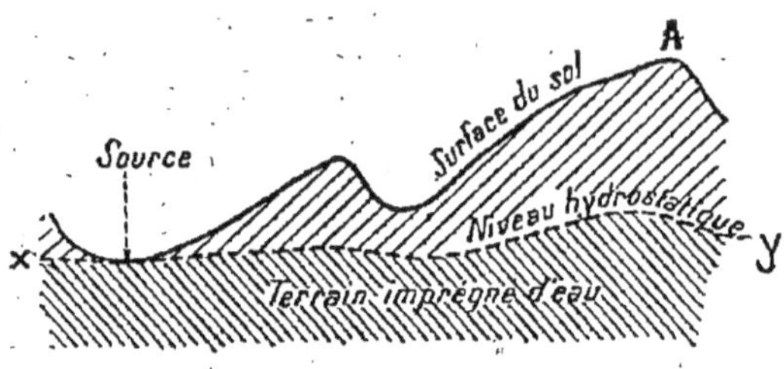

FIG. 3. — Coupe verticale théorique montrant la disposition relative du niveau hydrostatique XY et de la superficie XA dans le cas simple de terrains homogènes (d'après DE LAUNAY).

dans le sol, qu'elle imprègne d'une façon constante à partir d'une certaine profondeur qu'on appelle *niveau hydrostatique.*

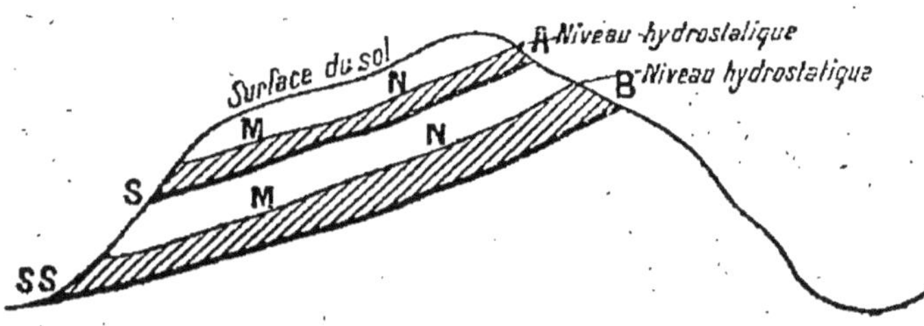

FIG. 4. — Coupe verticale théorique d'un terrain présentant des alternances de couches perméables MN séparées par des strates d'argile imperméable.

Si nous considérons le cas le plus simple de terrains homogènes, le niveau hydrostatique (fig. 3) s'éloigne d'autant plus de la surface que le terrain est plus accidenté. A la surface du sol, aucune source n'apparaîtra entre A et X ; en X, la moindre fouille fournira de l'eau.

Plusieurs niveaux hydrostatiques peuvent être superposés lorsqu'il y a, verticalement, alternance de couches perméables et de couches imperméables à l'eau. Dans l'exemple théorique figuré (fig. 4), une source apparaîtra en S, drainant l'eau qui s'est infiltrée dans la portion du sol comprise entre S et A ; et une seconde source jaillira en SS, fournissant l'eau qui, après s'être infiltrée entre A et B, a suivi la couche d'argile SS-B.

FORMATION DES SOURCES D'EAUX MINÉRALES FROIDES EXOGÈNES OU D'ORIGINE MÉTÉORIQUE OU VAUCLUSIENNES. — Au cours de son trajet souterrain, l'eau peut rencontrer des couches de sels, résidus de l'évaporation d'anciennes mers, et se charger d'éléments salins qu'elle dissout. Ces éléments salins dissous dans l'eau peuvent, ultérieurement, se modifier par suite des réactions chimiques qui se font entre eux et les minéraux des terrains traversés. La dissolution du chlorure de sodium est l'exemple le plus typique, mais même en l'absence de ce sel, l'eau se minéralise en empruntant aux terrains traversés les éléments solubles que contiennent ces terrains. La proportion varie naturellement suivant la solubilité des substances et la durée du contact.

Si la couche imperméable est interrompue par une faille (fig. 5), et si l'inclinaison du terrain est telle que la surface du sol, au niveau de la faille, soit sur un plan inférieur au niveau hydrostatique de la couche, l'eau coule à l'extérieur, en suivant le trajet de la faille, sous forme « d'eau minérale » chargée de principes minéraux. Un forage pratiqué en un point P, s'il est suffisamment profond pour dépasser la première couche imperméable et atteindre le niveau hydrostatique, donne une eau jaillissante de même composition. Pratiqué très à droite de P, le forage donne une eau non jaillissante, comme un puits ordinaire. Dans les trois cas, l'eau minérale recueillie est une eau froide. Elle est dite d'origine exogène, ou météorique, ou vauclusienne. Ce dernier nom s'applique plus particulièrement aux sources qui résultent, surtout dans les terrains calcaires, de la résurgence massive d'eaux superficielles que les importants pertuis de ces terrains (avens, gouffres, fissures, etc.) conduisent rapidement à une

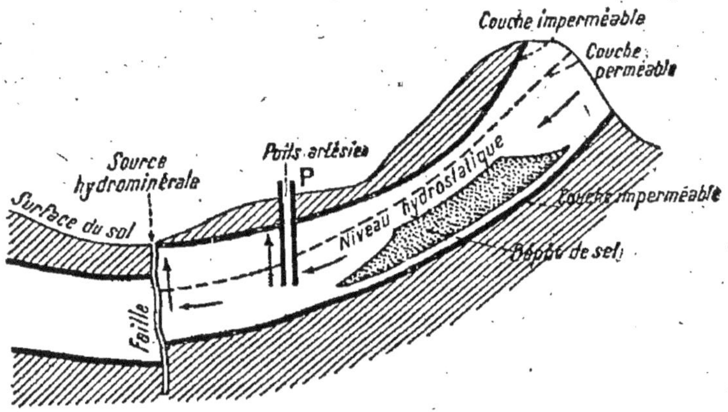

Fig. 5. — Coupe verticale théorique montrant l'apparition, au niveau d'une faille, d'une source hydro-minérale froide d'origine météorique.

certaine profondeur ; le type de ces sources est la célèbre fontaine de Vaucluse, chantée par Pétrarque. Les termes « eau d'infiltration », « eau de retour » sont synonymes des précédents.

FORMATION DES SOURCES D'EAUX MINÉRALES D'ORIGINE MÉTÉORIQUE CHAUDES. — Avant de reparaître à la surface du sol, l'eau peut parcourir un très long trajet et, si certaines conditions géologiques se présentent, pénétrer profondément dans l'épaisseur de la terre, s'y échauffer, puis ressortir en donnant une source thermale. A une profondeur de 3.150 mètres,

l'eau se trouve (Regnault) à la température de 100° ;
celle-ci s'élève à 150° à la profondeur de 4.900 mètres,
et à 230° à 7.700 mètres.

On a dans ces conditions une source chaude,
plus ou moins chargée d'éléments minéraux, dont

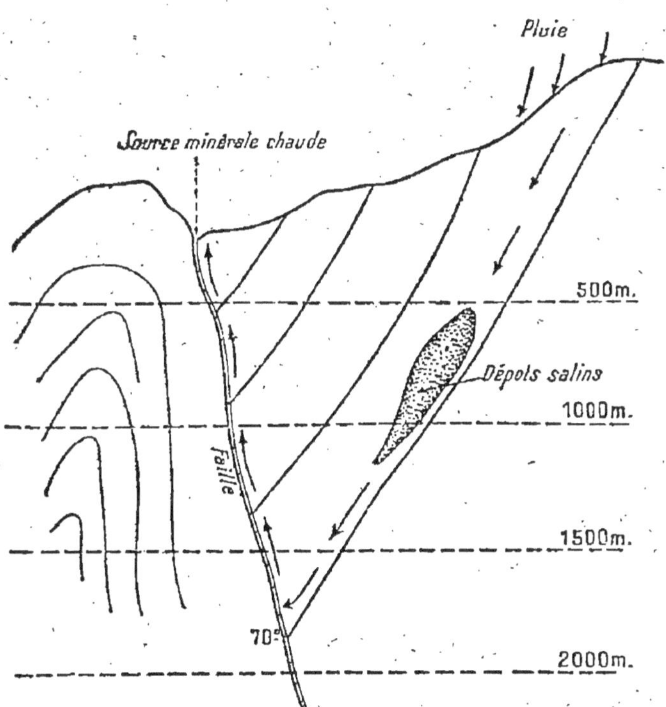

Fig. 6. — Coupe verticale théorique montrant la formation d'une source
hydro-minérale chaude d'origine météorique.

l'origine est une simple eau d'infiltration superficielle (fig. 6). Toutefois nous devons dire que la majorité des hydrologues admettent actuellement l'origine « profonde », telle que nous la décrirons ci-
dessous, pour les eaux dont la température dépasse
25° et surtout 30° centigrades. Seules pourraient
être d'origine superficielle les eaux dont la tempéra-

ture d'émergence est inférieure à ces chiffres ; et encore ne sont-elles pas toutes d'origine superficielle, car, ainsi que nous le dirons, certaines eaux d'origine ignée arrivent tout à fait refroidies à la surface.

ORIGINE IGNÉE DE CERTAINES EAUX MINÉRALES. — Les explications qui précèdent ne rendent pas compte des particularités constatées soit dans la répartition géographique, soit dans la composition de nombreuses sources hydro-minérales. Celles-ci, rencontrées en abondance dans des régions volcaniques, contiennent certains gaz et certains minéraux rares analogues aux gaz et minéraux qui accompagnent les éruptions volcaniques et qui ne peuvent pas être d'origine superficielle. Armand Gautier a émis (Congrès d'hydrologie de Venise, 1905) une ingénieuse théorie qui attribue à ces eaux une formation nouvelle aux dépens des roches primitives distillées au contact du noyau igné. Sa théorie, déjà entrevue en 1847 par le grand géologue français Elie de Beaumont, est actuellement adoptée par la majorité des auteurs.

Expérimentalement si, après avoir chassé par évaporation prolongée à 200° toute l'eau d'imbibition de fragments de roches primitives, on porte ces fragments au rouge dans le vide, on constate la mise en liberté d'eau de nouvelle formation et de gaz qui se composent d'hydrogène (72 %), d'acide carbonique (15 %), d'oxyde de carbone (10%), de méthane (2 %) et d'azote et gaz rares (1 %).

D'après les expériences d'A. Gautier, un kilogramme de granite pulvérisé et chauffé dans le vide jusqu'à 250° abandonne 2 gr. 30 d'eau « hygrométrique » ou eau de carrière. Chauffé ensuite jusqu'au rouge naissant, c'est-à-dire entre 500° et 600°, il se décompose en abandonnant encore 7 gr. 35 d'eau « de constitution », c'est-à-dire intimement liée à la matière rocheuse ; c'est là une eau vraiment « nouvelle ». En totalisant les chiffres, ce kilogramme de granite contenait donc, en nature ou en puissance, 9 gr. 65 d'eau. Un kilogramme de porphyre donne 18 gr. 20 d'eau en passant de la température ordinaire au rouge. La mise en liberté de l'eau de constitution s'accompagne de la séparation ou de la décomposition des autres éléments constitutifs de la roche (sels, gaz).

Or, en raison des perpétuelles transformations de la croûte terrestre, les couches rocheuses les plus profondes sont soumises à des ploiements et à des écrasements qui les amènent à proximité du noyau igné ; elles se trouvent dans des conditions de température et de pression qui permettent leur distillation.

Chaque kilogramme de roche primitive fournit ainsi de 10 à 18 grammes d'eau : ce qui semble peu. Mais un mètre cube, qui pèse 2.600 kilogrammes, donne vingt-six kilogrammes d'eau, et un kilomètre cube, volume infime au point de vue géologique, produit 25 à 30 millions de tonnes d'eau et une quantité de gaz représentant, une fois décomprimés et refroidis, un volume de sept milliards de mètres cubes. Vingt-cinq millions de tonnes d'eau, c'est à peu près la quantité totale des eaux thermales qui s'écoulent en France en une année, au taux de 48.000 litres environ à la minute, 700.000 hectolitres par 24 heures.

FORMATION DES SOURCES D'EAUX MINÉRALES D'ORIGINE IGNÉE OU ENDOGÈNES OU PLUTONIENNES. — L'eau et les gaz ainsi formés dans les profondeurs de la terre sont soumis à d'énormes pressions, que l'on évalue à 8.000 atmosphères. Ils tendent donc à s'infiltrer dans les fissures de l'écorce terrestre, et, en suivant ces fissures, à se déverser à la surface du sol. Au cours de leur ascension, l'hydrogène et l'oxyde de carbone sont presque totalement utilisés dans des combinaisons chimiques avec les éléments minéraux des roches rencontrées. L'eau se charge ainsi de certains principes minéraux ; elle conserve jusqu'à son émergence, son azote, ses gaz rares et la plus grande partie de son acide carbonique. Elle peut encore, chemin faisant, dissoudre directement des sels déposés dans les couches sédimentaires qu'elle traverse, et acquérir par ce moyen une minéralisation plus variée et plus abondante.

En général une telle source sera très chaude ou chaude. Cependant, si le trajet parcouru est très long,

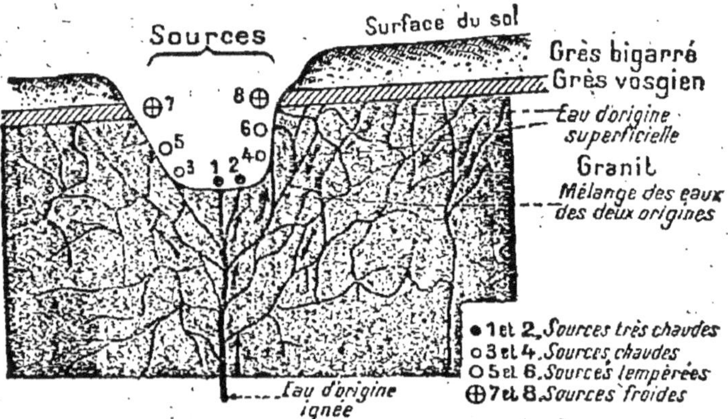

Fig. 7. — Coupe théorique (d'après JUTIER) montrant la disposition générale des sources de Plombières.

l'eau peut perdre sa thermalité et donner naissance à une source tiède ou froide.

De même donc que nous avons vu certaines eaux d'origine météorique fournir des sources chaudes, on peut rencontrer des sources froides, ou plus exactement des sources refroidies, d'origine ignée.

De telles eaux sont appelées eaux d'origine endogène, ou ignée, ou plutonienne, eaux vierges, eaux nouvelles.

EAUX D'ORIGINE MIXTE. — Les eaux endogènes de nouvelle formation peuvent, au cours de leur acheminement vers la surface, se mélanger avec des eaux exogènes d'origine météorique. Il en résulte la formation de sources d'eaux minérales mixtes.

Dans une même station, on pourra, suivant que les proportions du mélange sont différentes, rencontrer plusieurs sources de composition et de température inégales.

C'est ce que l'on constate par exemple à Plombières (fig. 7), qui possède des sources chaudes d'origine ignée, et des sources tempérées et froides qui proviennent d'un mélange, en plus ou moins grande proportion, de l'eau endogène avec les eaux superficielles d'infiltration.

PARALLÈLE ENTRE LES EAUX MINÉRALES D'ORIGINE SUPERFICIELLE ET LES EAUX MINÉRALES D'ORIGINE PROFONDE. — Le professeur A. Gautier a résumé (1) en un parallèle saisissant les principaux caractères différentiels des deux variétés d'eaux minérales. Nous croyons devoir le reproduire textuellement :

« A. — *Les eaux d'infiltration ou d'origine superficielle* sont celles qui, provenant des infiltrations des eaux de pluie ou de mer à travers les fissures des strates géologiques, reviennent sous forme de sources jusqu'à la surface du sol après s'être minéralisées aux dépens des roches encaissantes. On reconnaît ces eaux aux traits distinctifs suivants :

a) Elles sortent presque toujours de failles qui n'ont aucun rapport de direction et de contiguïté avec les filons métalliques ou provoqués par la venue au jour des roches éruptives qui peuvent exister dans la région où elles émergent. Ces eaux peuvent donc se rencontrer dans tous les pays.

b) Le débit de ces sources est variable ; il aug-

(1) A. GAUTIER, *Origines, synthèse et diagnose des eaux minérales*, in *Crénothérapie* (Collection Gilbert et Carnot) par Landouzy, Gautier, Moureu, de Launay, Heitz, Lamarque, Lalesque, Carnot.

mente avec les pluies ou la fonte des neiges, d'une saison à l'autre, d'une année à l'autre.

c) La composition de ces eaux suit la variation de leur débit ; leur minéralisation s'appauvrit si le débit augmente, et réciproquement, mais sans être inversement proportionnelle à ce débit.

d) La température de ces eaux, assez rarement supérieure à 25° ou 30°, varie sensiblement de l'hiver à l'été.

e) Ce qui caractérise plus particulièrement encore les eaux d'infiltration, c'est qu'on n'y trouve pas, soit séparément et à dose sensible, soit réunis à doses même très faibles, les éléments caractéristiques des émanations métalliques ou métalloïdiques originaires des profondeurs : le bore, le phosphore, l'arsenic, l'iode, le brome, le fluor, le cuivre, les sulfures et carbonates sodiques, l'ammoniaque, le gaz azote et ses compagnons (argon, néon, etc.), sinon en présence de l'oxygène. Elles ne contiennent pas d'hydrogène libre.

f) Venues de la surface, les eaux météoriques ayant nécessairement lavé d'abord les strates et roches superficielles sont généralement minéralisées par des bicarbonates et sulfates terreux et contiennent des azotates et de l'oxygène dissous.

B. — *Les eaux vierges ou primitives* sont, au contraire, des eaux de nouvelle formation, qui nous arrivent des profondeurs ignées. Leurs caractéristiques sont les suivantes :

a) Elles sortent des failles à minerais ou en relation avec les filons métalliques ou éruptifs de la région, ou même des fissures rocheuses qui se raccordent à ces failles. On les rencontre surtout dans les pays montagneux riches en roches primitives ou éruptives.

b) Leur température le plus souvent chaude peut dépasser 80°. Mais elles sont quelquefois froides ; dans ce dernier cas, ces eaux peuvent être mixtes, c'est-à-dire recevoir des filets d'eaux d'infiltration.

c) Les eaux vierges ont un débit généralement rythmé, à pulsations de courte ou de longue période, variant de quelques minutes à quelques heures, caractère indiqué d'abord par E. Suess (et qui leur est commun avec les émanations volcaniques) ; mais le débit reste à peu près constant durant les 24 heures. Il est sensiblement indépendant des saisons et des phénomènes météorologiques tels que la fonte des neiges, les pluies, etc. ; mais il peut être modifié par les bouleversements du tréfonds.

d) La composition et la température de ces eaux restent aussi à peu près constantes aux diverses époques de l'année et d'une année à l'autre, sauf la circonstance rare de cataclysmes modifiant la disposition des strates profondes.

e) Parmi les principes minéralisateurs des eaux vierges, on trouve souvent en petite ou en plus sensible proportion, réunis ou non, le bore, l'arsenic, le phosphore, le silicium, le fluor, le chlore, le brome, l'iode, le cuivre, le fer, les sulfures et carbonates de sodium, l'ammoniaque, l'azote, l'argon, le néon, l'hélium et l'hydrogène, ces cinq derniers éléments à l'état libre, assez souvent accompagnés de l'émanation radio-active. Ces corps sont d'autant plus caractéristiques de ces eaux qu'ils y sont associés en plus grand nombre.

f) Les carbonates terreux n'existent pas dans ces eaux. Les sels de chaux, de magnésie, n'y sont que très accessoires, ainsi que les azotates qui indiqueraient une origine superficielle ou mixte. »

CHAPITRE II

RÉPARTITION GÉOGRAPHIQUE DES EAUX MINÉRALES FRANÇAISES

Ce que nous avons dit sur l'origine des eaux minérales fait préjuger que les sources d'origine ignée doivent se rencontrer de préférence dans les régions volcaniques et dans les massifs montagneux, dont les terrains ont subi, au cours de l'histoire géologique, des bouleversements importants ayant favorisé la formation de failles profondes et nombreuses.

Effectivement, les principales sources hydro-minérales se trouvent dans les groupes montagneux des Alpes, des Vosges, du Massif Central et des Pyrénées.

En plaine, quelques rares sources de même origine apparaissent en des régions où les plissements de l'écorce terrestre ont amené la production de failles.

Quant aux eaux minérales d'origine météorique, elles se trouvent réparties indifféremment en plaine ou en montagne, partout où le sous-sol est riche en éléments salins.

Passons en revue les diverses régions de la France, pays le plus favorisé du monde par le nombre et la variété de ses eaux minérales, capables de répondre à tous les besoins.

Alpes. — A l'exception des sources froides d'Evian et de Thonon, qui semblent bien être des sources d'origine météorique, empruntant leur faible minéralisation bicarbonatée calcique et magnésienne aux terrains superficiels, presque toutes les eaux minérales des Alpes françaises sont des eaux plutoniennes qui, à leur passage dans le trias, se chargent de divers éléments salins.

Quelques-unes restent peu minéralisées (Aix-les-Bains, Aix-en-Provence) ; en d'autres, prédominent le sulfate de chaux (La Léchère), le chlorure de sodium (Salins-Moutiers, L'Échaillon, La Motte), ou le chlorure de sodium associé aux sulfates alcalins (Brides, St-Gervais). L'altération des sulfates terreux rend sulfurées calciques les eaux d'Allevard, de La Caille ; les eaux de Challes, de Saint-Martin-Lantosque sont primitivement sulfurées sodiques. Le chlorure de sodium s'associe aux éléments sulfurés à Uriage et à Gréoux. Montmirail (Vaucluse) possède à la fois une source sulfurée, une source ferrugineuse et une source sulfatée sodique et magnésienne ; cette dernière est sans doute d'origine superficielle.

La plupart de ces eaux sont chaudes ; quelques-unes (Challes, Montmirail) sont froides.

Vosges et Lorraine. — Les eaux minérales des Vosges et de Lorraine forment, selon leur origine, trois groupes distincts (fig. 8).

Le granit fournit à Plombières, à Bains et à Luxeuil des eaux hyperthermales faiblement minéralisées, à Bourbonne des eaux qui, en traversant le muschelkalk, ont recueilli du chlorure de sodium, à Bussang, une eau thermale refroidie ferrugineuse.

Dans la région du muschelkalk se trouvent les sources d'origine météorique de Vittel, de Contrexéville, de Martigny, de La Laxière, de Velleminfroy, d'Heucheloup, des Récollets ; leurs sulfates et carbonates de chaux et de magnésie proviennent de la lixiviation des calcaires, de la dolomie et du gypse de la couche géologique.

Du grès enfin, sortent par les puits artésiens de Nancy, de Montdorf et de Morsbronn des eaux thermales qui tirent leur origine à la fois des eaux primitives émanant du granit sous-jacent et des eaux météoriques accumulées dans le grès et dans le dévonien.

A l'est des Vosges, il faut signaler les eaux chlorurées sodiques froides de Chatenois, Soultz-les-Bains, Niederbronn, Wattwiller, qui se trouvent sur la zone de trias inférieur qui borde la vallée du Rhin, et la source carbonatée froide de Soultzmatt.

Massif central. — D'origine volcanique et riches en acide carbonique libre, les eaux minérales du Massif central se chargent plus ou moins, selon les terrains sédimentaires qu'elles traversent (permien, carbonifère, triasique, jurassique, crétacé), d'éléments minéraux qu'elles dissolvent ou sur lesquels leur acide carbonique réagit : chaque source présente ainsi, dans sa composition, des particularités qui la différencient des voisines.

Longeant, pendant la plus grande partie de leur trajet souterrain, des filons de quartz peu minéralisés, les eaux de Néris, d'Evaux, de Chaudesaigues, de Sail-les-Bains sont surtout des eaux thermales ou hyperthermales.

De la réaction de l'acide carbonique sur le silicate de soude (1), les eaux des bassins de Vichy et de Vals tirent la soude qui les rend bicarbonatées sodiques, tandis que ce sont les bicarbonates de chaux et de magnésie qui dominent à Pougues, à Saint-Galmier et à Chateldon.

La composition de l'eau est compliquée par la présence de chlorure de magnésium à Chatel-Guyon, de chlorure de sodium à Balaruc, Royat, Saint-Nectaire, Vic-sur-Cère, Vic-le-Comte, Bourbon-Lancy, Bourbon-l'Archambault, Santenay, Maizières, de sulfates

(1) D'après BARDET, le silicate de soude provient de ce qu'en profondeur le chlorure de sodium, mêlé à la vapeur d'eau, est attaqué par la silice libre et forme du silicate de soude. Celui-ci est à son tour attaqué par l'acide carbonique dissous dans l'eau. Il se forme du bicarbonate de soude et de la silice libre, qu'on retrouve en vastes dépôts dans les conduites des sources.

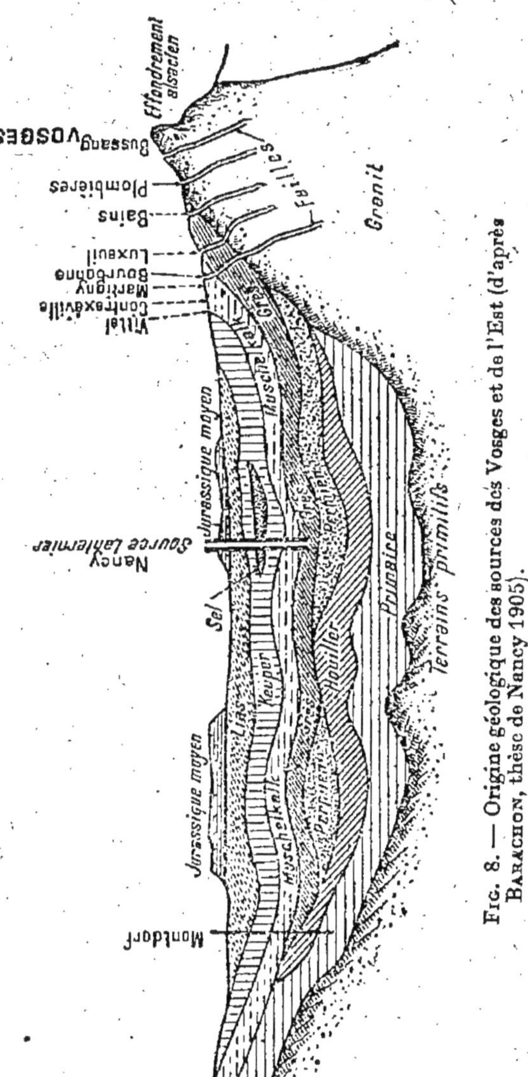

Fig. 8. — Origine géologique des sources des Vosges et de l'Est (d'après Barachon, thèse de Nancy 1905).

et de chlorures à Miers et à Ydes, d'arsenic à la Bourboule, au Mont-Dore, etc., de silice au Mont-Dore et à Saint-Alban, de fer à Lamalou. Les eaux sulfureuses sont rares : à Saint-Honoré, le sulfure alcalin est

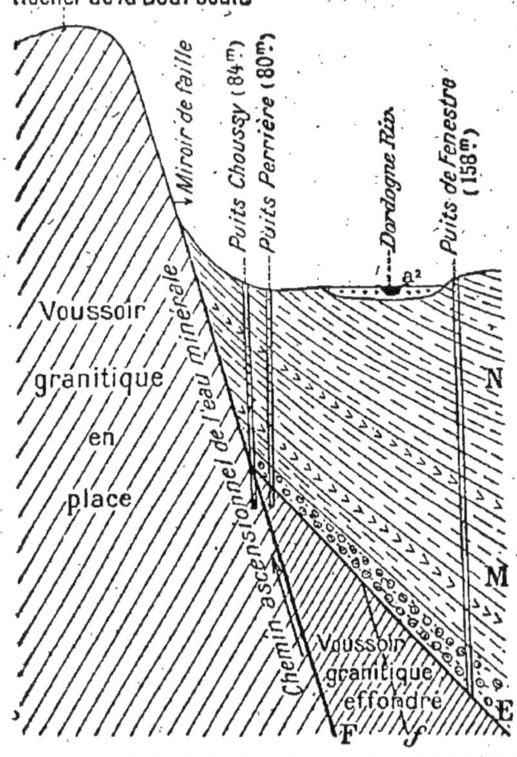

Fig. 9. — Coupe de la faille de la Bourboule (Cliché Dʳ Cany).

associé à l'arsenic ; des sources contenant de l'acide sulfhydrique et du bitume existent aux Fumades, à Euzet et à Bagnols-de-Lozère.

Parfois l'acide carbonique se trouve être presque le seul principe minéralisateur : il en est ainsi pour les eaux de Saint-Pardoux, d'Argentières et de Villars.

On doit enfin signaler la source, probablement

d'origine superficielle, de Crucy (Hérault), fortement chargée de sulfate de magnésie.

Les recherches géologiques faites dans le Massif Central, notamment par Glangeaud, ont fourni des documents très importants pour l'étude de l'origine des eaux minérales. Les figures 9 et 10, ainsi que la planche I, hors texte (Voir p. 22-23), montrent les rap-

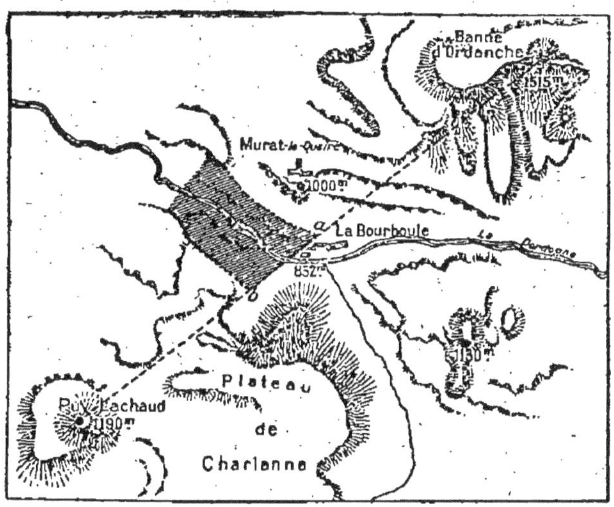

Fɪɢ. 10. — Rapports de la faille de la Bourboule avec le granit ; rôle des éruptions volcaniques dans sa production (Cliché Dr Cany).

ports des sources Choussy et Perrière avec la faille granitique à lèvre surélevée de La Bourboule ; cette faille est nettement la conséquence de l'éruption de deux volcans voisins. La figure 11 montre la situation du filon de trachyte-phonolite des fissures duquel jaillissent les eaux du Mont-Dore et que surmonte l'établissement thermal de cette station.

Pyrénées. — L'élément dominant des eaux minérales des Pyrénées est le sulfure de sodium. A. Gautier a constaté que le granit contient un sulfo-silicate de soude qui, attaqué par la vapeur d'eau à 300°, se décompose en silice et argile (qui se déposent) et en sulfure sodique : les eaux sulfureuses des Pyrénées seraient donc des eaux d'origine ignée, rendues sulfurées primitivement par distillation du granit en présence de l'eau surchauffée. Telles sont celles de Cauterets, Barèges, Eaux-Chaudes, Eaux-Bonnes, Saint-Sauveur, Luchon, Ax, le Vernet, Thuès, Amélie, La Preste, Labassère et Cadeac.

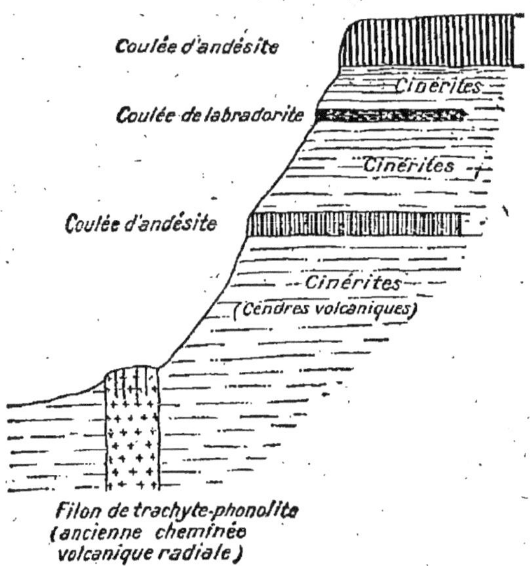

Fig. 11. — Coupe géologique du Mont-Dore (Cliché Dr Cany).

A Gamarde, Barbotan et Amélie, le soufre existe à l'état d'hydrogène sulfuré.

Les sources salines, qui puisent leur minéralisation dans les couches géologiques moins profondes que la roche primitive, sont représentées par des eaux sulfatées calciques et magnésiennes à Bigorre, Capvern, Barbazan, Aulus, Audinac, Dax, Cambo, Castéra-Verduzan, par des eaux chlorurées sodiques à Salies-de-Béarn, Salies-du-Salat, Briscous, Dax, et un groupe bicarbonaté calcique à Alet, Campagne et Rennes-les-Bains.

Les eaux de Saint-Christau méritent d'être signalées à part, en raison de leur nature ferro-cuivreuse.

Jura. — Le Jura présente, comme le font remarquer Arnozan et Lamarque, une disposition géologique peu favorable à la production de sources thermales. On y rencontre des eaux chlorurées sodiques dérivant du trias : Salins-du-Jura, Lons-le-Saunier, La Mouillère, Guillon. Cette dernière est en même temps sulfurée calcique. Les eaux froides, très faiblement minéralisées, de Divonne, tirent leur intérêt de la manière dont l'hydrothérapie médicale est pratiquée dans cette station.

Régions de plaine. — Un certain nombre de sources de plaine, très fréquentées au temps des chaises de poste et des diligences, ont cessé d'être exploitées depuis que les chemins de fer et les automobiles ont facilité l'accès des stations de montagne.

Quelques-unes continuent à jouir d'une prospérité que légitime la nature spéciale de leurs eaux. Nous citerons entre autres : Bagnoles-de-l'Orne, dont les eaux, d'origine plutonienne, sont très faiblement minéralisées et contiennent une forte proportion de gaz et d'émanation du radium, Saint-Amand (Nord) où l'on utilise des sources tièdes peu minéralisées et des boues sulfureuses et ferrugineuses, La Roche-Posay (Vienne) dont l'eau est sélénieuse. Enghien et Pierrefonds, au nord de Paris, sulfurées calciques froides, enfin Sermaize (Marne), sulfatée et bicarbonatée calcique et magnésienne.

*
* *

Cette étude de la répartition géographique des eaux minérales françaises vient de nous faire passer en revue bien des noms ; nous nous sommes cependant bornés à citer ceux des stations principales. Il en est beaucoup d'autres. Comme l'ont écrit si

justement les professeurs A. Gilbert et P. Carnot :
« Les richesses naturelles de notre pays en stations
thermales, maritimes ou climatériques sont telles
qu'aucun pays n'en possède d'équivalentes et ne
peut aussi complètement se suffire à lui-même. »

CHAPITRE III

CAPTAGE

En vue de son utilisation, la source doit être captée.

Le captage consiste à employer les dispositifs propres à assurer à la source le maximum de débit, de température et de minéralisation, c'est-à-dire à l'isoler et à éviter le mélange avec d'autres sources d'origine et de composition différentes.

La question intéresse plus particulièrement les ingénieurs hydrologues, qui trouveront dans les ouvrages de M. de Launay (1) une mise au point complète. Nous nous contenterons ici d'en résumer les principes essentiels.

Après avoir dégagé l'émergence de la source pour empêcher la perte d'une partie de l'eau et des gaz, on isole la source au moyen d'une colonne de captage en bois, en maçonnerie ou en métal : on évite ainsi les infiltrations superficielles, le refroidissement et l'action oxydante de l'air.

Les procédés techniques varient suivant la disposition naturelle des sources. Parfois ils peuvent être réduits au minimum ; en d'autres circonstances, ils exigent des travaux compliqués.

Tantôt on utilise des galeries de mine et des sondages horizontaux, comme dans les exemples figurés fig. 12 et 13 et dans la planche II, hors texte (Voir p.22-

---

(1) Voir notamment, L. DE LAUNAY, *Recherches, captage et aménagement des sources thermo-minérales*. Librairie polytechnique Baudry et Cie, Paris, 1899.

23) ; celle-ci représente l'important dispositif qui assure la récolte aseptique de l'eau d'Evian-Cachat.

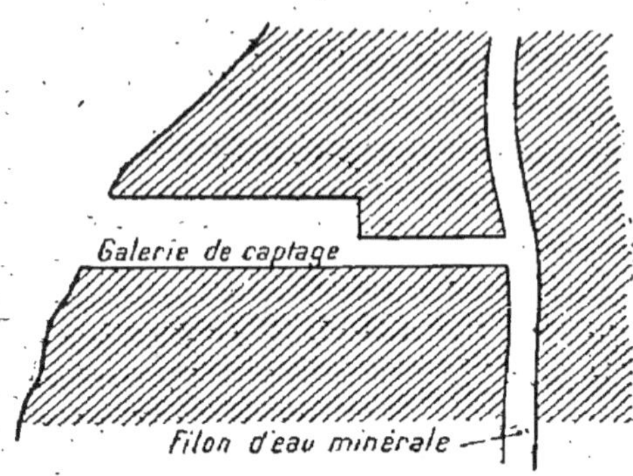

Fig. 12.— Galerie de captage accédant au filon thermal par un sondage
horizontal (imité de DE LAUNAY).

Tantôt on fore un puits vertical, qui va de quelques
mètres (fig. 14) à 800 mètres (Nancy) et plus de profondeur.

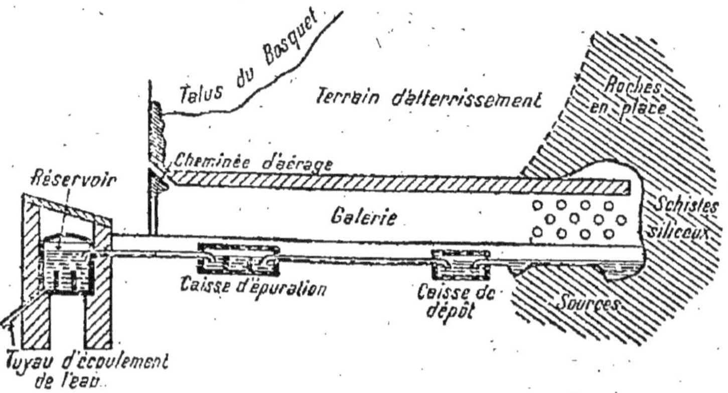

Fig. 13. — Coupe longitudinale de la galerie n° 3 à Luchon (d'après
FRANÇOIS).

D'autres fois enfin on associe puits et galerie.

Il se peut d'ailleurs qu'un puits fasse trouver l'eau
à un niveau trop bas pour qu'elle puisse être utilisée.
Dans ce cas, on a recours à des pompes (comme à
Bourbon-l'Archambault, Salins-du-Jura, etc.) ou à
des appareils élévatoires ; ces installations doivent
être agencées de telle sorte que l'eau ne perde pas sa
température, ses gaz, sa radio-activité, etc.

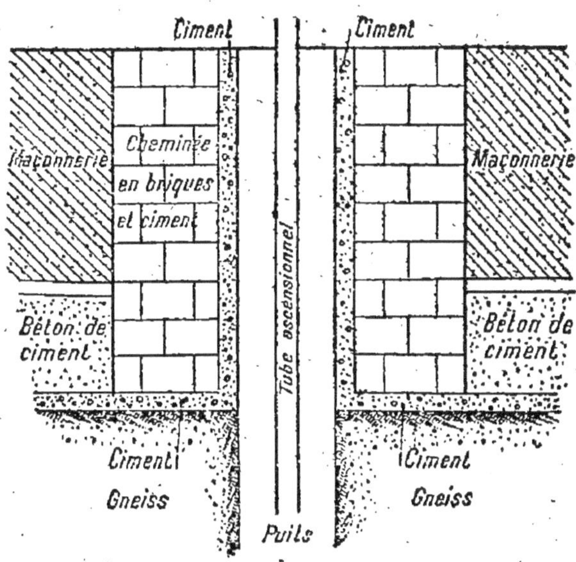

Fig. 14. — Coupe verticale du mode de captage employé à Vals (d'a-
près Laurens).

Parfois il peut être impossible d'atteindre la roche
dans laquelle existe la fissure qui donne naissance
à la source thermale, par exemple lorsque celle-ci se
trouve située au milieu de graviers et d'alluvions,
sur les berges d'une rivière ou dans la vase d'un lac.
On tourne la difficulté en ménageant à l'eau une seule
issue et en lui imposant une surcharge sur tous les
autres points où elle pourrait s'échapper.

Les Romains employaient déjà la surcharge sous forme d'une nappe continue de béton. A Plombières, après avoir détourné le lit d'un torrent dont les eaux se mêlaient aux eaux chaudes, ils avaient emprisonné, sur les côtés et au-dessus, dans une épaisse couche de béton, la masse d'alluvions à travers laquelle suintaient les sources : l'eau thermale ne trouvait plus d'issues que par un certain nombre de cheminées qui alimentaient les bains et les piscines.

Dans le plan en coupe schématique que nous

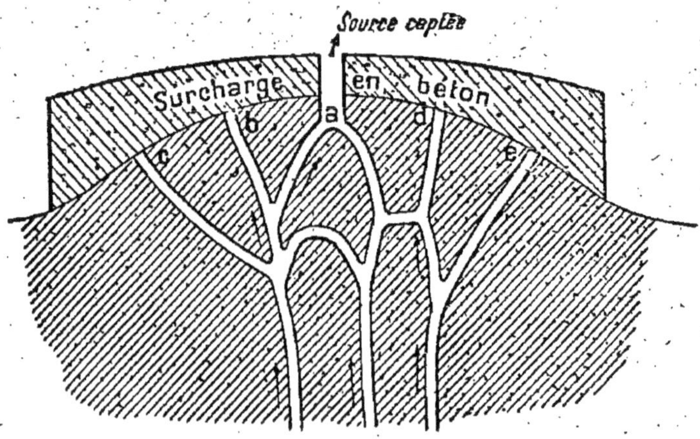

Fig. 15. — Coupe théorique d'une surcharge solide de captage.

figurons (fig. 15), la surcharge de béton obture les orifices de sortie b, c, d et e, et toute l'eau des sources est draînée par l'orifice a.

En 1838, M. François inventa et appliqua un procédé de surcharge liquide, qui consiste à refouler l'eau thermale par le poids d'une nappe d'eau douce, représentée par une rivière, un lac ou un puits, vers une cheminée de captage établie en un point choisi.

Supposons (fig. 16) une eau thermale s'écoulant naturellement dans le lit d'une rivière par les griffons G, G' et G''. Si un forage pratiqué en F atteint le filon hydrominéral, l'eau thermale tendra à monter dans le tuyau de captage jusqu'à un niveau N correspondant au niveau de la rivière. La pression de l'eau douce suffira pour arrêter le débit en G, G' et G'', si un pompage est effectué dans le tuyau au-dessous du niveau N.

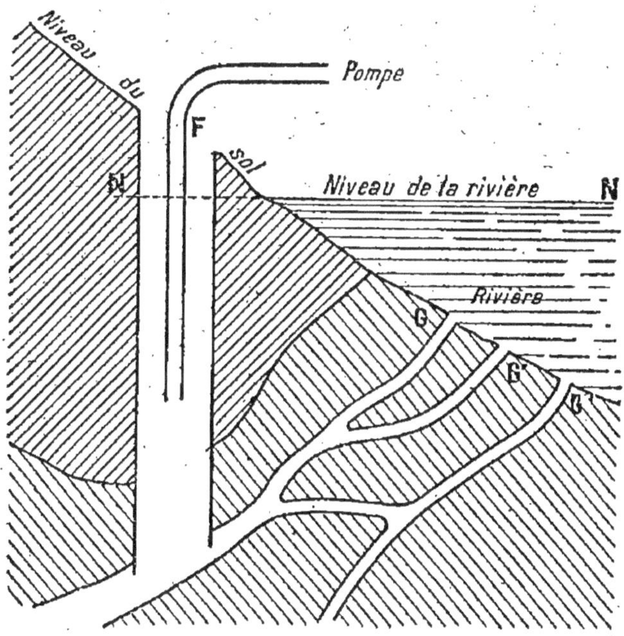

Fig. 16. — Plan théorique (coupe verticale) d'une surcharge liquide par l'eau d'une rivière.

L'application du procédé François a permis un captage parfait d'un certain nombre de sources thermales, et a donné une augmentation du débit de sources anciennement captées par un autre pro-cédé. Grâce à lui, les travaux dirigés par M. François lui-même à Ussat firent passer le débit des sources de 290 mètres cubes à 820 mètres cubes par vingt-quatre heures.

CHAPITRE IV

DÉBIT

QUANTITÉ. — Le débit d'eau minérale est très
différent suivant les sources. Par 24 heures il va de
geux mètres cubes (Miers) à 3.500 mètres cubes
(Aix, Salins-Moutiers) et 5.000 mètres cubes (Chatel-
guyon) par jour. Le débit total des principales sources thermales françaises est égal (de Launay) à
environ 48.000 litres par minute, soit 700.000 hectolitres par vingt-quatre heures.

Il est d'autant plus abondant que le captage de la
source a été mieux effectué. Nous avons dit comment
la réfection d'anciens captages avait pu doubler et
tripler le débit.

VARIATIONS. — Il peut être soumis à de brusques
modifications à l'occasion des *tremblements de terre*.
Un des mieux étudiés à ce point de vue a été le
tremblement de terre de Lisbonne (31 octobre-
1er novembre 1755) : presque toutes les sources
hydrominérales d'Europe subirent, pendant un temps
variable, des perturbations dans le débit, la température ou la composition de leurs eaux. A Néris,
une colonne d'eau s'éleva de la source jusqu'à 3 ou
4 mètres de hauteur, le volume des sources dans le
bassin thermal fut très augmenté et une source
nouvelle apparut ; à Aix-les-Bains, à Bourbon-
l'Archambault, à Vichy, on nota un changement
dans la température et le débit des sources. C'est à
cette date qu'apparut la source d'Allevard.

En dehors de ces rares variations accidentelles, le débit reste en général à peu près constant. Il peut diminuer si des *dépôts minéraux* viennent obstruer le griffon : un simple dégorgement suffit pour rétablir le débit à son taux antérieur.

Il diminue aussi, et même peut cesser complètement si un *captage nouveau* recueille les eaux de la source à un niveau plus bas. Les incidents, déjà lointains, survenus à la Bourboule, et qu'on a appelés « la guerre des puits » sont instructifs à cet égard ; les sources Choussy et Perrière se tarissaient à tour de rôle, chaque fois que le propriétaire de l'une des deux sources, alors rivales, augmentait la profondeur de son puits.

Enfin le débit de certaines sources est influencé par des phénomènes naturels tels que les variations de la *pression atmosphérique* et du *régime des eaux superficielles.*

L'air atmosphérique exerce une pression variable sur le griffon. Si la pression atmosphérique s'élève, la source doit vaincre une résistance plus grande, et le débit diminue. Inversement l'écoulement est plus rapide lorsque la pression atmosphérique diminue. Les variations de la pression ont d'autre part une influence sur la mise en liberté des gaz dissous dans l'eau : le dégagement est d'autant plus abondant que la pression est plus basse.

Le régime météorologique agit sur le débit, en dehors de tout mélange d'eau superficielle, en élevant le niveau hydrostatique général et en augmentant par conséquent la charge qui pèse sur les filets d'eau souterrains. Cette influence est minime pour les eaux d'origine profonde ; elle est beaucoup plus importante pour les eaux d'origine superficielle. Pour celles-ci (et surtout pour celles dont le trajet souterrain est court), les pluies abondantes ou la fonte des neiges ne se bornent pas à une action indirecte, mais augmentent forcément la quantité d'eau absorbée par le sol et reparaissant sous forme de sources. Cette augmentation de débit des eaux superficielles est accompagnée en règle générale d'une diminution de leur minéralisation.

IMPORTANCE. — Le volume d'une source présente une importance considérable quand il s'agit d'eaux minérales employées en bains.

L'unité balnéaire étant le bain de 333 litres, la puissance balnéaire d'une source est égale au débit total par 24 heures divisé par 333, si les bains sont préparés sans addition d'eau douce.

Lorsque le débit est très abondant et que la température de l'eau est aux environs de 35º (Nancy, Salins-Moutiers, etc.), les baignoires et les piscines peuvent être directement alimentées d'eau minérale courante. Nous verrons plus loin l'intérêt thérapeutique qu'il y a à utiliser une eau non modifiée par des mélanges, un refroidissement ou un réchauffement, eau possédant encore tous ses gaz, toute sa radioactivité et tous ses éléments minéraux à l'état naissant.

CHAPITRE V

EXPLOITATION DES EAUX MINÉRALES
LÉGISLATION

Depuis longtemps les pouvoirs publics ont reconnu la nécessité de protéger les eaux minérales contre les causes de pollution et contre les entreprises des voisins désireux de détourner à leur profit le liquide bienfaisant. Les sources minérales ou thermales, en effet, n'échappent pas plus que les autres aux lois générales de l'hydraulique, et, par conséquent, on peut en dériver le cours par des recoupements en profondeur de la nappe ou de la colonne liquide qui les alimente ; cette dérivation est réalisée suivant les cas par une galerie, un puits, une aspiration de l'eau. Les exemples abondent de sources taries par le creusement de galeries de mines, et, parmi les sources thermales, une source de Téplitz fut ainsi tarie en 1879 par les travaux d'une mine de lignite.

Mais c'est surtout la concurrence qui a cherché à tirer profit de la possibilité de dériver les sources vers d'autres griffons. « Les sources de la Bourboule, de Vichy, de Vals, et récemment de Saint-Romain, dans la Loire, ont donné des exemples mémorables, et parfois fort plaisants pour les spectateurs, de ces sortes de duels entre propriétaires voisins, cherchant à se subtiliser mutuellement les faveurs de la source thermale, en la fascinant par une dépression de plus en plus savante » (L. de Launay).

Il est donc légitime de sauvegarder les droits des propriétaires de sources en même temps que de veiller à protéger les eaux minérales contre les souillures accidentelles.

Nous ne nous arrêterons pas aux Ordonnances royales ou aux « Coutumes » qui ont pu jadis avoir force de loi pour certaines sources. Contentons-nous d'envisager la législation en vigueur.

Cette législation a son point de départ dans une loi du 14 juillet 1856, complétée par un décret-loi de Napoléon III des 8 et 20 septembre 1856, précisant les conditions à réaliser pour l'exploitation des eaux minérales, la déclaration d'utilité publique, la fixation du périmètre de protection, et le contrôle des travaux dans l'intérieur de ce périmètre.

Viennent ensuite le décret du 2 mars 1857 relatif aux produits salins extraits des eaux, et celui du 28 janvier 1860 sur l'inspection des stations hydrominérales, soit par les médecins-inspecteurs (qui n'existent plus actuellement), soit par les ingénieurs des mines, etc.

Plus récemment, une loi du 24 septembre 1919 et un décret du 4 mai 1920 portent création de stations hydrominérales, climatiques et de tourisme, établissent des taxes spéciales sur lesdites stations, et réglementent l'Office national du Tourisme.

Actuellement nulle source ne peut être exploitée sans un avis préalable de l'Académie de Médecine et une autorisation ministérielle. Certaines sont simplement exploitées, sans protection spéciale ; d'autres sont déclarées d'intérêt public ; d'autres enfin bénéficient d'un périmètre de protection dans l'intérieur duquel personne ne peut faire de travaux souterrains sans autorisation ministérielle.

Certaines sources sont la propriété de particuliers ou de sociétés anonymes, d'autres appartiennent aux communes, d'autres enfin, faisant partie du domaine national, sont dites « propriété de l'Etat » ; elles sont, en général, exploitées par des compagnies fermières, moyennant des redevances qui visent tantôt l'utilisation de l'eau à la station, tantôt la vente de l'eau minérale embouteillée (1).

Les autorisations sont, en principe, subordonnées aux intérêts de la santé publique, c'est-à-dire aux conditions de salubrité réalisées par le captage de la source, et à l'hygiène de la localité ; lorsqu'il s'agit de forages à exécuter, l'autorisation tient compte, en outre, des intérêts légitimes des propriétaires des sources voisines.

« L'usage des eaux n'est subordonné à aucune permission ou ordonnance de médecin », dit le décret-loi de 1860. Il en résulte parfois de graves dangers pour les malades, ainsi qu'en témoignent les deux faits suivants, parmi beaucoup d'autres.

Le docteur Courbin a rapporté (*Paris médical*, 15 avril 1922) l'histoire d'un malade envoyé à Bagnères-de-Bigorre pour calmer son éréthisme cardiaque, et qui, se traitant à sa guise, usa inconsidérément de bains et d'eau de boisson ; il força ainsi son cœur qui était à sa limite de résistance et présenta des accidents asystoliques graves, dont on finit par le tirer, non sans peine.

Moins heureux et plus démonstratif encore est un cas que nous tenons du docteur F. Constant (de Vittel). Un sexagénaire vigoureux et congestif pérore à la table d'un hôtel : « Il est bien inutile d'enrichir un médecin de la station ; tout le monde sait comment on se soigne ici ; il suffit de boire de l'eau ; on... urine ensuite beaucoup ; ça lave les reins et l'hypertension artérielle s'en va. Je suis arrivé ce matin et j'ai déjà bu 2 litres d'eau. » Tout en développant ce thème,

(1) C'est au contrôle de cette exploitation et de l'exécution des obligations qu'elle entraîne pour les concessionnaires que s'applique actuellement la fonction de « Commissaire du Gouvernement » qui existe dans certaines stations.

il fait un repas copieux. Se levant de table, il chancelle, tombe à terre et succombe, terrassé par une hémorragie cérébrale, conséquence de la surcharge imposée malencontreusement à ses artères. Au lieu de mourir à Vittel, il en fut revenu amélioré s'il avait fait une cure de diurèse rationnelle sous une sage surveillance médicale ; la « cure libre », illogique et imprudente, est tout à fait contre-indiquée dans de tels cas.

Sur la proposition de la Fédération thermale d'Auvergne, un courant d'opinion cherche à se dessiner vers l'obligation de ne faire de cure thermale que sur ordonnance médicale ; la question n'est pas encore au point, mais les malades feront bien de retenir que les cures libres sont fécondes en accidents et en risques, et que la surveillance et les conseils d'un médecin de la station font partie des conditions indispensables pour obtenir d'une cure le maximum de résultats et l'absence de toute réaction fâcheuse.

La loi de 1919 et le décret de 1920 donnent le titre de *Stations hydrominérales* aux localités qui réalisent, certaines conditions. Ce titre est accordé dans le but de faciliter le traitement des indigents et de favoriser la fréquentation des stations et leur développement par des travaux d'assainissement et d'embellissement. La liste de ces stations a été fixée par un décret rendu en Conseil d'Etat, sur la proposition du ministre de l'Intérieur, et après avis des conseils municipaux, généraux, départementaux d'hygiène, de l'Académie de Médecine, du Conseil supérieur d'hygiène publique de France et de la Commission permanente des stations hydrominérales et climatiques. Les mêmes autorités ont à intervenir pour l'inscription de nouvelles stations sur cette liste.

Dans ces stations, comme dans les localités classées parmi les stations climatiques, les communes perçoivent, sur les baigneurs et touristes, une taxe spéciale, dite *taxe de séjour*, dont le produit doit être affecté intégralement à des travaux d'assainissement et d'embellissement. Les directives pour l'emploi de ces fonds sont fournies au Conseil municipal de la commune par la *Chambre d'industrie thermale ou climatique*, qui groupe, en plus des autorités administratives (préfet ou sous-préfet, ingénieur des ponts et chaussées, agent voyer, etc.), les représentants élus des sociétés thermales, du corps médical, des hôteliers, des commerçants et des guides, ainsi que le maire et des délégués du Conseil municipal. La gestion du produit de la taxe de séjour appartient en principe au Conseil municipal, qui peut la confier à la Chambre d'industrie thermale. Cet enchevêtrement de pouvoirs est souvent une cause de conflits entre les Conseils municipaux et les Chambres d'industrie thermale.

Le taux de la taxe est établi par personne et par jour de séjour, d'après la nature et le prix des locaux occupés. Il ne peut être inférieur à 0 fr. 10 par personne et par jour, ni supérieur à deux francs. La taxe ne peut être due pour une période supérieure à 4 semaines. Une taxe additionnelle (10 à 20 % de la taxe de séjour) contribue à un fonds commun destiné à faciliter les progrès de l'enseignement hydrologique et le fonctionnement de l'Office national du Tourisme. Certaines catégories de personnes sont exemptées des taxes (mutilés, assistés, etc.) ; la perception est faite par l'intermédiaire des logeurs et versée par eux à la caisse des receveurs municipaux.

Ces taxes ne sont pas, comme le public l'a cru à tort un moment, une charge importante et lourde pour les curistes. Leur total n'atteint que quelques francs dans les hôtels modestes ; il reste bien en dessous du prix d'une journée de séjour dans les palaces. Par contre, elles mettent à la disposition des stations thermales des ressources qui permettent de réaliser d'importantes améliorations dans les adductions d'eau potable, les évacuations d'eaux usagées, les services de voirie et les embellissements.

L'enseignement de l'Hydrologie et de la Climatologie dans toutes les Facultés de médecine françaises a été rendu officiel et obligatoire par la loi de finances du 31 juillet 1920, affectant des crédits à cet effet. De plus, l'article 19 de la loi du 24 septembre 1919 met une partie de la taxe additionnelle signalée ci-dessus à la disposition de l'Institut d'Hydrologie et Climatologie (Collège de France, Paris). Cet Institut, composé des maîtres les plus éminents, assure le plus haut enseignement hydrologique et réalise des recherches d'importance primordiale ; en outre, il contribue par de larges subventions à l'enseignement et aux recherches dans les laboratoires d'Hydrologie et Climatologie des Facultés de médecine.

CHAPITRE VI

CONSTITUTION CHIMIQUE DES EAUX MINÉRALES

Au point de vue chimique, les eaux minérales sont des solutions, dans l'eau, de sels minéraux et de gaz. Elles peuvent former des dépôts minéraux. Parfois il s'y développe des algues et des animalcules inférieurs.

Ce chapitre peut donc être divisé en plusieurs articles, dans lesquels nous étudierons séparément : les caractères généraux des solutions hydrominérales, l'eau, les éléments constitutifs salins, les gaz, les dépôts et les boues, les plantes et les animaux. Chemin faisant, nous tenterons de déterminer la part qui revient à chacun de ces caractères et de ces éléments dans l'action que l'eau minérale totale exerce sur l'organisme humain.

§ 1. — CARACTÈRES GÉNÉRAUX DES SOLUTIONS HYDROMINÉRALES.

Une eau minérale contient en dissolution réelle ou apparente des corps qui sont : soit à l'état de solution parfaite (dissolution moléculaire), soit à l'état d'ionisation (ou dissociation moléculaire), soit à l'état colloïdal.

L'action sur la matière vivante organique mise en contact avec l'eau minérale s'exerce de façons différentes suivant l'état de dissolution des principes actifs.

I. **Dissolution moléculaire.** — Il n'est pas inutile

de rappeler sommairement quelques notions sur la constitution des molécules.

Chaque molécule est constituée (Rutherford) par des atomes, chaque atome comprenant lui-même un noyau électrisé positivement, autour duquel gravitent un grand nombre de corpuscules beaucoup plus petits, chargés d'électricité négative, qui sont les électrons.

Le poids et les dimensions d'une molécule, poids et dimensions qui caractérisent chaque corps simple, appartiennent à la série des infiniment petits. C'est ainsi que la molécule d'hydrogène a une masse égale à 3×10^{-24} gramme, c'est-à-dire qu'il faut environ 30 milliards de molécules d'hydrogène pour faire un milliardième de milligramme ; mises bout à bout, les molécules contenues dans un centimètre cube d'hydrogène formeraient un chapelet qui ferait cent fois le tour de la terre. Si l'on imaginait une goutte d'eau agrandie au point d'avoir le volume du globe terrestre, les molécules qui la composent auraient chacune le diamètre d'une orange.

Quant aux électrons, leur masse est 1.800 fois plus faible que la masse de l'atome d'hydrogène, et leur rayon est 10.000 fois plus petit que celui de cet atome. Leur vitesse de rotation autour du noyau de l'atome est extrêmement grande, puisqu'ils font plus d'un milliard de tours en un millionième de seconde.

Chaque molécule se déplace elle-même avec une vitesse qui, très réduite pour les liquides et les solides, atteint, pour l'hydrogène, 1.850 mètres par seconde.

Ces notions permettent de se rendre compte de la pénétration réciproque que constitue une *dissolution*, puisque celle-ci est caractérisée par la juxtaposition, aux molécules du solvant, des diverses molécules des corps dissous.

Par rapport à l'eau, chaque corps soluble possède un *coefficient de solubilité*, qui est la masse du corps qui se dissout dans un volume donné d'eau pure à une température déterminée.

Les molécules d'un corps dissous se trouvent donc avoir un certain degré de *concentration*, qui est exprimé par le nombre de molécules de ce corps présentes dans un volume donné du solvant.

PRESSION OSMOTIQUE. — Lorsque deux liquides ayant une concentration moléculaire différente sont séparés par une membrane semi-perméable, ils tendent à équilibrer leur concentration par un courant qui s'établit, à travers la membrane, du liquide le moins concentré vers le liquide le plus concentré. On dit que la solution possède une certaine pression osmotique, que l'on peut mesurer au moyen de l'osmomètre (fig. 17).

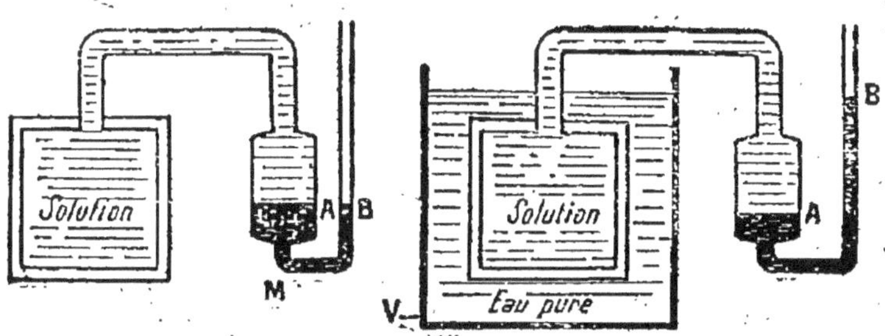

Fig. 17. — Osmomètre.

Plongeons dans un récipient contenant de l'eau pure V un vase à paroi semi-perméable rempli d'une solution, et réunissons ce vase à un manomètre à mercure M. On constate, au bout d'un certain temps, une dénivellation A B du mercure, qui mesure la pression osmotique de la solution contenue dans le vase.

POINT CRYOSCOPIQUE. — Lorsqu'on refroidit de l'eau pure, elle se congèle à la température de zéro degré centigrade. Ce point de congélation ou point cryoscopique (qu'on représente par le signe Δ ou δ)

s'abaisse pour les solutions, et il s'abaisse d'autant plus que la concentration moléculaire (nombre de molécules dissoutes présentes dans un volume donné) est plus grande, cela indépendamment de la nature du corps dissous. Par exemple, le Δ du sérum sanguin $= -0°56$, celui de l'eau de Brides $= -0°38$.

Nous venons de dire comment la pression osmotique est, elle aussi, proportionnelle à la concentration moléculaire.

On peut donc, par la détermination du point cryoscopique d'une solution (fig. 18), connaître les va-

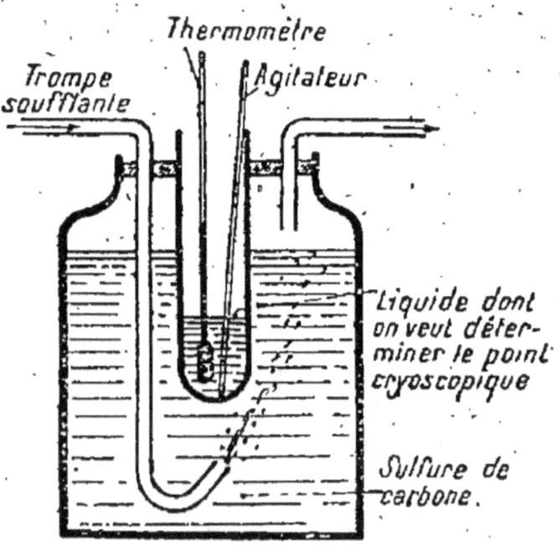

Fig. 18. — Appareil cryométrique.

leurs de sa tension osmotique et de sa concentration moléculaire.

TENSION SUPERFICIELLE. — Un corps pur volatil enfermé dans une enceinte vide donne naissance à une vapeur dont la pression est caractéristique du corps volatil considéré, et qui est indépendante de la quantité du corps qui émet la vapeur, à condition que celui-ci soit en quantité suffisante. Cette tension se mesure en millimètres de mercure.

Si le corps envisagé renferme une substance fixe

en solution, sa tension de vapeur ou tension superficielle est plus faible, et la diminution (loi de Bubo et Wüllner) est proportionnelle au poids de matière dissous dans une quantité donnée de solvant. Raoult a complété cette loi en montrant que la diminution de la tension est constante, quelle que soit la nature de la substance dissoute, et qu'il existe un rapport constant entre l'abaissement du point de congélation d'une solution et la diminution relative de la tension superficielle de ladite solution.

Il en résulterait que les échanges osmotiques qui s'effectuent entre deux solutions séparées par une membrane semi-perméable sont en rapport indifféremment avec le degré de dissociation moléculaire mesuré par le point cryoscopique, ou avec la tension superficielle des solutions en présence.

Contrairement à ces conclusions, Traube affirme que le seul agent déterminant de l'osmose est la tension superficielle, et non le degré de concentration moléculaire : ce dernier ne serait pas en rapport constant avec la tension superficielle. La vitesse de l'osmose, et l'état d'équilibre qui en dépend, est fonction de la différence de tension superficielle des liquides en présence. Nous verrons plus loin (p. 93) l'application qui a été faite de cette théorie de Traube à l'étude de l'absorption des eaux minérales.

CONDUCTIBILITÉ ÉLECTRIQUE. — La conductibilité électrique peut être mesurée avec une très grande précision, et sa valeur constitue pour chaque eau minérale une constante physique tout à fait précise et invariable si la composition de l'eau ne change pas.

La conductibilité électrique d'une solution dépend uniquement du nombre d'ions présents dans l'unité de volume ; elle est directement proportionnelle à ce nombre. « Les molécules non dissociées n'interviennent pas ici, alors qu'elles jouent le même rôle que les ions vis-à-vis de la pression osmotique et du point de congélation. En étudiant la conductibilité électrique de quelques eaux très peu minéralisées, on a reconnu que les molécules salines y étaient presque toutes ionisées, et cela confirme les déductions tirées des mesures cryoscopiques. Il y aurait un réel intérêt, selon nous, à étendre cette étude à un grand nombre d'eaux minérales, dont la nature et la richesse seraient aussi variées que possible » (Ch. Moureu).

II. **Solutions d'électrolytes. Ionisation.** — Indépendamment de l'état de dissolution moléculaire,

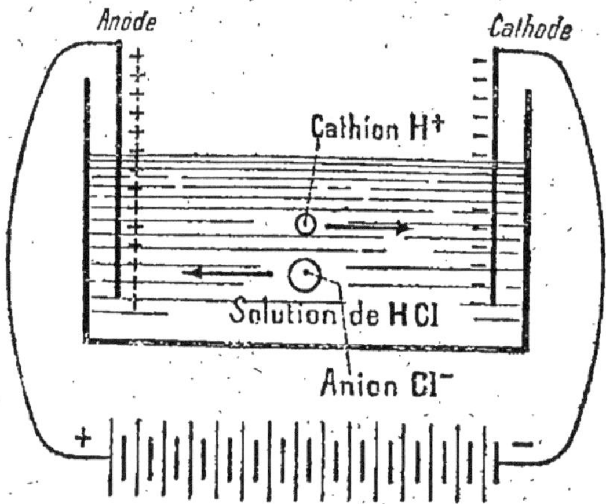

Fig. 19. — Cuve à électrolyse.

une certaine quantité des corps dissous se trouve dans l'eau minérale sous la forme d'éléments plus petits, les ions, qui proviennent d'une dissociation des molécules.

L'ion est composé d'un ou de plusieurs atomes du corps considéré et d'un certain nombre d'électrons. Il porte une charge électrique de signe + ou de signe —. On appelle cathions les ions chargés positivement et anions les ions chargés négativement.

Plongeons dans une cuve (fig. 19) remplie d'une solution d'acide chlorhydrique HCl les deux électrodes d'une pile, et faisons passer un courant électrique. Les molécules d'HCl vont se dissocier en cathions H + et en anions Cl — qui se porteront aux électrodes de signes contraires, l'H + vers la cathode, le Cl — vers l'anode.

La solution dont les molécules sont ainsi dissociées est devenue conductrice du courant électrique.

Or, on constate que, indépendamment du passage de tout courant électrique, les solutions possèdent les propriétés d'un conducteur électrique. C'est donc qu'elles contiennent (loi d'Arrhénius) un certain nombre de molécules dissociées en ions (1). Chaque corps possède un *coefficient de dissociation*, c'est-à-dire qu'il contient, par volume donné de solution, un nombre déterminé de molécules dissociées. Certains corps ont un coefficient de dissociation extrêmement faible. Par exemple l'eau pure H^2O, formée par la combinaison d'ions H + et HO — possède un coefficient de dissociation voisin de 10^{-7}, c'est-à-dire que, sur 10 millions de molécules d'H^2O, il y en a une qui est dissociée en H et HO.

Le coefficient de dissociation s'élève sous diverses influences, en particulier sous l'action de la radio-activité. Cette particularité présente, au point de vue des eaux minérales, une grande importance : les eaux radio-actives contiennent un plus grand nombre de molécules d'éléments salins dissociées en ions, et le coefficient de dissociation diminue lorsque la radio-activité s'est épuisée.

Une solution aqueuse est acide quand elle contient des ions H + en plus grand nombre que des ions OH—. On exprime le degré de la concentration en ions H + (acidité ionique) par le symbole *p*H. La

(1) Sur la mesure du degré d'ionisation des eaux minérales, voir les travaux de Chassavant, Poirot-Delpech, etc. Voir notamment : Chassevant et Chouchak, *Académie des Sciences*, 25 juin 1923.

neutralité, pratiquement réalisée pour l'eau pure, est à $pH = 7$; l'acidité augmente quand pH diminue ; l'alcalinité correspond aux chiffres plus élevés : le plasma sanguin, par exemple, donne un pH de 7,45. La notion de cette acidité ionique, dite aussi acidité actuelle ou acidité vraie, ne se superpose pas à la notion de l'acidité de titration ou acidité totale ; elle comporte des déductions biologiques intéressantes.

ACTION DES IONS SUR LA PRESSION OSMOTIQUE ET LE POINT CRYOSCOPIQUE. — Nous avons dit plus haut que la pression osmotique et le point cryoscopique d'une solution dépendaient de la concentration moléculaire. La présence d'ions libres va modifier cette loi, car chaque ion (ou partie de molécule) joue, pour constituer la pression osmotique, le même rôle qu'une molécule entière.

La pression osmotique totale d'une solution dépend donc du nombre total de particules, molécules et ions, présents dans un volume déterminé, et le point cryoscopique est d'autant plus bas que le nombre de ces particules est plus grand.

PRESSION OSMOTIQUE ET POIDS PONDÉRAL. — On voit donc qu'il n'existe pas de corrélation fixe entre la pression osmotique ou le point cryoscopique d'une eau minérale et le poids des substances qu'elle contient en dissolution. Une eau minérale contenant une proportion élevée d'électrolytes, c'est-à-dire de molécules dissociées en ions, aura une pression osmotique plus élevée et un point cryoscopique plus bas qu'une solution artificielle contenant la même quantité pondérale de substances salines dont un plus grand nombre de molécules sont restées intactes.

RECONSTITUTION MOLÉCULAIRE. — Lorsque les anions et les cathions en liberté dans une solution se rencontrent, ils s'unissent entre eux pour reconstituer la molécule primitive. Il se forme ainsi des sels qui sont à l'état naissant. On attribue une partie de l'action spéciale des eaux minérales à la présence de sels à l'état naissant.

III. **Etat colloïdal**. — Certains éléments dissous dans l'eau minérale existent enfin sous un troisième état, l'état colloïdal, différent de l'état de dissolution moléculaire et de l'état de dissociation en électrolytes.

A. CARACTÈRES ET NATURE DES COLLOÏDES EN GÉNÉRAL. — L'état colloïdal est un état spécial que prennent nécessairement ou que peuvent prendre (suivant leur nature) les substances mises en présence de l'eau. Ces substances ne sont pas, malgré certaines apparences, en état de dissolution vraie : elles se présentent sous la forme de granulations extrêmement ténues, appelées micelles, en suspension ou en émulsion dans le liquide (1). A l'ultra-microscope, ces granulations apparaissent animées de mouvements browniens.

Constitution des micelles. — Chaque granulation colloïdale ou micelle est formée d'un noyau ou *globule* et d'une *enveloppe*, porteurs tous deux d'une charge électrique de signe contraire, et fortement adhérents l'un à l'autre.

La composition du globule et celle de l'enveloppe sont différentes. Si on prend (A. Lumière) l'exemple d'un colloïde choisi parmi les plus simples, le colloïde d'hydrate d'oxyde de fer, on constate que les globules micellaires sont constitués par une particule d'oxyde de fer, et que l'enveloppe périglobulaire est formée d'une minime quantité de chlorure ferrique.

Le liquide intermicellaire contient aussi du chlorure de fer, et il s'établit des échanges incessants entre le liquide et l'enveloppe des micelles.

(1) L'unité de mesure employée pour les micelles est le millicron $\mu\mu$, qui est égal à un millionième de millimètre. L'unité de mesure supérieure est le μ, qui est égal à un millième de millimètre.

Mûrissement et floculation des micelles. — Faisons agir, sur le colloïde d'oxyde de fer que nous venons d'examiner, un réactif capable de saturer le chlorure ferrique dissous dans le liquide de suspension. L'enveloppe périglobulaire diminue peu à peu d'épaisseur et le globule augmente de dimension : phénomène auquel A. Lumière a donné le nom de mûrissement micellaire. Puis un moment arrive où, la couche périglobulaire ayant totalement disparu, les globules non protégés s'accolent les uns aux autres, «floculent», c'est-à-dire forment de minuscules flocons. L'oxyde de fer se précipite, et l'état colloïdal est détruit.

Ce mûrissement, dont nous venons de décrire l'évolution brusquée, se produit plus lentement, mais spontanément, dans toutes les suspensions colloïdales. Celles-ci sont en constante transformation, et les granules, vivant chacun d'une sorte d'existence propre, tendent toujours à grossir et à se souder entre eux.

La floculation qui termine la vie micellaire peut être hâtée ou retardée.

Si l'on mélange une solution saline à un colloïde, les micelles attirent les ions chargés d'électricité de signe contraire ; la charge électrique du granule diminue, se neutralise, et la suspension colloïdale précipite. De même le mélange de deux colloïdes de charges électriques opposées détermine leur précipitation mutuelle.

Par contre certains colloïdes renforcent la stabilité d'autres colloïdes auxquels on les mélange, et protègent même ceux-ci contre l'action floculante d'un électrolyte de signe contraire. C'est ainsi que, si l'on ajoute un colloïde d'albumine à une solution colloïdale d'or, on constate que l'or colloïdal n'est plus, comme il l'était auparavant, précipitable par le sel marin : le colloïde d'albumine a joué, vis-à-vis du colloïde d'or, le rôle d'un *colloïde protecteur.*

Tension osmotique et point cryoscopique des colloïdes. — Les lois qui régissent la tension osmotique des solutions ordinaires ne s'appliquent pas aux solutions colloïdales. Le point cryoscopique de celles-ci diffère très peu du point de congélation du liquide pur, et n'est pas en rapport avec le degré de concentration micellaire.

B. Les colloïdes des eaux minérales. — De nombreux observateurs, à la suite de Schérer et Frésénius, de Garrigou, de P. Daniel et d'autres, ont constaté la présence, dans les eaux minérales, d'éléments à l'état colloïdal. Ils ont aussi établi que le maintien de l'état colloïdal est subordonné à la présence, dans l'eau, d'autres principes, et, en particulier, à la radio-activité. A mesure que la radio-activité disparaît, l'équilibre électrique de l'eau minérale se désagrège, et les colloïdes floculent. Il y a là un phénomène parallèle à celui que nous avons signalé à propos de la présence d'ions libres en plus grande proportion dans les eaux radio-actives, et de leur raréfaction dans les eaux qui ont perdu leur radio-activité. Au point de vue de sa teneur en colloïdes comme de sa concentration en ions, une eau minérale vieillie diffère donc d'une eau minérale puisée au griffon, et ses propriétés thérapeutiques, ainsi que nous allons le voir, se trouvent habituellement modifiées.

IV. **Modes d'action sur les tissus vivants.** — Pour saisir le mécanisme suivant lequel les éléments minéraux en solution dans l'eau minérale agissent sur l'organisme, il faut préalablement connaître la constitution élémentaire du corps humain.

Les colloïdes dans l'organisme vivant. — Toutes les cellules vivantes et toutes les humeurs de l'organisme sont constituées, pour la plus grande partie, par des solutions colloïdales. C'est par l'intermédiaire de l'enveloppe périglobulaire que s'accomplissent les phénomènes les plus intimes de la nutrition, c'est-à-dire que s'effectuent les échanges entre les globules micellaires dont est composé le protoplasma cellulaire, et les liquides nourriciers (sang, lymphe) qui circulent dans les tissus et qui les imprègnent.

Ces échanges sont d'autant plus intenses, c'est-à-dire la nutrition est d'autant plus active, que, toutes autres conditions restant égales, le volume des micelles protoplasmatiques est plus petit, c'est-à-dire que la somme des surfaces micellaires est plus grande.

A. Lumière a calculé que la somme des surfaces élémentaires qui entrent dans la constitution d'un corps humain adulte atteint environ deux millions de mètres carrés.

La grandeur de ce chiffre ne doit pas surprendre. Un simple cube de un centimètre d'arête, divisé successivement en cubes ayant comme côtés des fractions décimales décroissantes du centimètre, peut arriver à contenir (W. Oswald), si l'on reste dans les dimensions connues des micelles, un nombre de cubes égal à 10^{21}, représentant une surface totale de 6.000 mètres carrés. La progression est la suivante :

Longueur de l'arête de chaque cube	Nombre de cubes	Surface totale des cubes	
1 centimètre	1	6 centimètres carrés	
0 cm. 01 ou 100 μ	10^6	600	—
1 μ	10^9	6.000	—
10 $\mu\mu$	10^{15}	60 mètres carrés	
1 $\mu\mu$	10^{18}	600	—
0 $\mu\mu$ 1	10^{21}	6.000	—

Les micelles de l'organisme subissent l'évolution ordinaire des colloïdes : peu à peu les globules augmentent de volume, mûrissent, enfin finissent par floculer.

A mesure que le volume de chaque élément s'accroît et que le nombre des micelles contenues dans un organe ou dans un tissu diminue, la somme des surfaces élémentaires devient de moins en moins élevée : les échanges nutritifs sont donc moins intenses et cette réduction entraîne une déchéance fonctionnelle de l'organe ou du tissu atteint. Enfin la floculation de tous les colloïdes d'un organe ou d'un tissu nécessaire à la vie détermine la mort de l'individu.

ACTION DES SOLUTIONS SUR LES COLLOÏDES DE L'ORGANISME. — De même que, dans l'expérience relatée plus haut, nous hâtons la floculation d'un colloïde d'oxyde de fer par l'adjonction d'un réactif saturant l'enveloppe périglobulaire, de même l'irruption dans les liquides organiques de certains éléments cristalloïdes ou colloïdes, comme aussi des perturbations dans les conditions physiques du corps, peuvent accélérer le mûrissement et la floculation des micelles des tissus vivants : l'état de maladie sera constitué.

Les substances floculantes peuvent provenir des aliments ingérés ; elles peuvent être les produits de sécrétion des microbes qui ont envahi l'organisme ; elles peuvent être représentées par des produits de déchet de la vie cellulaire non éliminés.

Suivant les cas, elles agiront électivement sur telle ou telle variété de micelles, c'est-à-dire sur telle ou telle espèce de cellule différenciée. Une quantité infinitésimale de substance floculante pourra ainsi avoir des conséquences pathologiques considérables (1).

(1) A. LUMIÈRE donne, comme exemple de l'action de doses infinitésimales, celui de la toxine tétanique, dont une goutte est suffisante pour tuer un cheval.

La toxine tétanique agit électivement sur les cellules motrices du tissu nerveux, dont le poids total, chez le cheval, n'est que de quelques grammes. Les colloïdes qui composent ces cellules motrices sont multiples et il suffit que l'un d'eux flocule pour que la vie de la cellule prenne fin : le poids des éléments susceptibles de précipiter peut donc être seulement d'une fraction de gramme. De cette fraction

Inversement l'apport d'autres substances dans le liquide intermicellaire pourra empêcher, retarder ou corriger le mûrissement et la floculation des colloïdes protoplasmatiques, et donc maintenir ou restaurer la vie cellulaire et le fonctionnement organique. Ces substances favorisantes seront soit des cristalloïdes de même nature que ceux qui constituent les enveloppes périglobulaires, soit d'autres cristalloïdes capables de neutraliser les sels floculants, soit enfin des colloïdes jouant le rôle de colloïdes protecteurs. Et, de même qu'une très petite quantité de substance floculante peut entraîner la dégénérescence d'un organe ou d'un tissu, une proportion pondéralement très faible de substance favorisante suffit pour exercer une action utile très importante. C'est le cas par exemple pour les antitoxines, pour les ferments diastasiques, pour les vitamines.

APPLICATION AUX EAUX MINÉRALES. — Faisons l'application de ces principes aux eaux minérales, pour interpréter l'action que leurs éléments minéraux exercent sur l'organisme vivant (1).

Cette action se produit par l'un ou plusieurs des trois mécanismes suivants :

a) Les substances minérales dissoutes dans l'eau minérale fournissent au liquide intermicellaire des colloïdes organiques la variété de sel qui est nécessaire pour que l'enveloppe protectrice des globules

de gramme de substance colloïdale, il suffit que la couche périglobulaire des micelles, qui ne représente que la millième ou la dix-millième partie de la masse granulaire, soit saturée pour que la floculation se manifeste. En conséquence une quantité impondérable de toxine tétanique, suffisante pour saturer les enveloppes périglobulaires de quelques micelles des cellules nerveuses motrices, pourra provoquer la mort du cheval.

(1) M. PERRIN et P. MATHIEU, *L'état colloïdal et l'activité des eaux minérales*. Société d'hydrologie de Nancy et de l'Est. Session 1924 (29-30 septembre).

conserve une épaisseur suffisante et que les micelles mûrissent plus lentement et ne floculent pas.

L'élément minéral des eaux a joué le *rôle d'élément nourricier*.

b) Les ions et les colloïdes des eaux minérales neutralisent les électrolytes et les colloïdes chargés d'électricité de signe contraire, présents dans le liquide intermicellaire, et susceptibles de provoquer la floculation des colloïdes vivants. Ils ont donc un *rôle défensif*.

Ce rôle défensif peut être aussi attribué aux colloïdes des eaux minérales, colloïdes capables de devenir des protecteurs des colloïdes cellulaires ou humoraux.

c) Les substances minérales contenues dans l'eau minérale peuvent enfin avoir une *action floculante*, par conséquent *destructive*, sur certaines cellules parasites du corps humain.

Pour que l'activité d'une eau minérale se manifeste par ces mécanismes sur les colloïdes de l'organisme, il n'est pas nécessaire que cette eau soit fortement minéralisée. Nous avons dit plus haut comment des quantités presque impondérables de substances pouvaient être douées d'un pouvoir d'action très considérable.

De fait, certaines eaux minérales peu minéralisées et ingérées à faible dose sont parfois plus actives que d'autres eaux plus chargées d'éléments en dissolution et bues à des doses plus élevées : nous dirons que ces dernières contenaient, en moins grande proportion que les premières, des colloïdes et des molécules dissociées en ions, et qu'ainsi l'action de défense micellaire a été moins énergique, malgré la présence d'un plus grand nombre de molécules entières.

En d'autres termes, l'action d'une eau minérale sur les colloïdes cellulaires de l'organisme tient plus à la nature des éléments minéraux qu'elle contient et à la forme sous laquelle ils sont dissous, qu'à la quantité absolue de ces éléments.

Pour chaque variété de cellules, c'est-à-dire de complexes colloïdaux, tel ou tel principe minéral conviendra plus particulièrement pour maintenir ou restaurer les micelles. Chaque eau minérale aura donc, suivant la nature de ses composants chimiques, une action favorisante spécifique sur telle espèce de cellule organique.

Nous trouvons là une explication de l'action élective d'une eau minérale, sur tel phénomène nutritif ou sur tel organe. Certaines substances, qu'elles contiennent en quantité peut-être impondérable, mais qui manquent dans l'eau d'une source de composition cependant assez rapprochée, suffisent pour agir sur une variété de colloïdes cellulaires, et donc pour donner à cette eau des propriétés thérapeutiques très spéciales.

§ 2. — L'EAU.

Les eaux minérales, quelle que soit leur variété, possèdent toutes une substance commune à propriétés constantes, qui est l'eau H_2O (1). Abstraction faite des sels et des gaz qu'elle peut contenir en dissolution, l'eau exerce, dans les opérations bio-chimiques de la vie cellulaire, une action qui se trouve être, pour

(1) L'eau rentre dans la catégorie chimique des *corps purs*, c'est-à-dire des corps ayant une température d'ébullition et une température de fusion fixes sous la même pression, ayant aussi un coefficient déterminé de solubilité dans les divers solvants, et restant identiques à eux-mêmes après effusion ou dialyse.

A un point de vue absolu, l'eau n'est cependant pas un corps complètement pur, puisqu'elle contient (p. 49) des molécules d'H_2O dissociées en ions $H+$ et $HO-$. Son coefficient de dissociation est cependant si faible (dix milliards de milliards de tonnes d'eau contiennent seulement cinq milligrammes d'eau décomposée) qu'on peut pratiquement la considérer comme un corps pur.

certaines eaux minérales, l'action thérapeutique principale.

L'EAU DANS L'ORGANISME. — L'eau représente environ 60 pour cent du poids du corps. Une partie entre dans la constitution des cellules (1) ; une autre partie circule avec la masse sanguine ; une dernière partie enfin est une simple eau d'imbibition des tissus.

L'eau du corps se renouvelle incessamment. Elle provient des aliments, des boissons et, pour une plus faible part, de la désassimilation des graisses et des hydrates de carbone (2). Elle est éliminée par les reins, la peau, la muqueuse pulmonaire et accessoirement par l'intestin.

L'eau de constitution des cellules est invariable : sa quantité ne se modifie pas avec l'alimentation.

La quantité d'eau circulante tend à subir de brusques variations, par suite des apports alimentaires. Elle est maintenue constante par un mécanisme régulateur qui consiste en une élimination, en dehors du corps ou dans les interstices des tissus, de l'eau apportée en excès, et, en cas d'insuffisance d'apport, en une reprise aux dépens de l'eau d'imbibition.

L'eau d'imbibition est, de toute l'eau de l'organisme, celle dont la quantité varie dans les plus

____

(1) A. MAYER et G. SCHŒFFER ont établi pour chaque tissu la valeur de cette constante cellulaire. Ils ont montré qu'elle est en rapport avec le coefficient lipocytique $\frac{\text{cholestérine}}{\text{acides gras}}$ caractéristique de chaque tissu.

Cf. M. PERRIN et P. MATHIEU, *L'Obésité*. Bibliothèque des conn. méd. E. Flammarion, éditeur, 1923.

(2) D'après MAGNUS LÉVY, la combustion des aliments dégage douze grammes d'eau pour cent calories produites ; ce qui représente, chez un adulte brûlant environ 2.000 à 2.500 calories, une production de 250 à 300 grammes par jour.

grandes proportions : elle varie, d'une façon relative, suivant le tissu considéré, et, d'une façon absolue, suivant la quantité totale de sels, en particulier de chlorure de sodium, présents dans l'organisme.

SURCHARGE AQUEUSE DE L'ORGANISME. — Pour que la vie cellulaire soit régulière, il faut que la tension osmotique (voir p. 45) des humeurs se maintienne dans le voisinage d'une valeur constante optima (1). Cette tension osmotique est due, pour la plus grande part, au chlorure de sodium en dissolution.

Si l'élimination de l'excès de chlorure de sodium alimentaire ne se fait pas, la constance de la pression osmotique des humeurs (c'est-à-dire du nombre de particules, molécules ou ions, présentes dans un volume donné) ne peut être assurée que par une augmentation du solvant, c'est-à-dire de l'eau du corps. Et, puisque les quantités d'eau de constitution et d'eau circulante sont invariables, l'augmentation porte sur la quantité d'eau d'imbibition ou d'eau de réserve. Cette augmentation peut atteindre la valeur de plusieurs litres d'eau, qui infiltre les tissus, en particulier le tissu cellulaire, et qui se manifeste par la production d'œdème.

Des substances autres que le chlorure de sodium peuvent occasionner une rétention aqueuse analogue. Les colloïdes protoplasmatiques s'imbibent d'une quantité d'eau qui dépasse la normale, lorsqu'ils sont mis en présence de certaines substances, telles que les acides ou l'urée. C'est ainsi que la limite d'imbibition aqueuse du tissu musculaire (Iscovesco) passe de 4,8 pour cent à 28 pour cent par la présence, dans les muscles fatigués, d'acides organiques de déchet.

---

(1) Le point cryoscopique Δ du sérum sanguin et des humeurs de l'organisme est égal à — 0,56.

Qu'elle soit occasionnée par l'une ou l'autre cause, la surcharge aqueuse de l'organisme entraîne des troubles fonctionnels des cellules et une gêne mécanique de la circulation, qui ont des conséquences fâcheuses pour la santé de l'individu.

Par conséquent, tout procédé qui facilitera l'élimination du chlorure de sodium en excès, des toxines et produits de déchet provenant des combustions cellulaires, tendra à ramener à une proportion normale la quantité d'eau d'imbibition du corps et ainsi rétablira des conditions régulières de circulation et de nutrition.

ACTION THÉRAPEUTIQUE DE L'EAU PROPREMENT DITE. — Ce rôle thérapeutique peut, dans bien des cas, être demandé à l'eau.

Soumettons au régime de l'eau pure un individu en état de rétention aqueuse provoquée par la présence en excès, dans son organisme, soit de chlorure de sodium, soit d'un produit ayant déterminé une hydrophilie exagérée des colloïdes tissulaires. L'eau absorbée diluera d'abord ces substances, puis les entraînera avec elle lorsqu'elle sera éliminée par les urines. Il y aura un lavage des humeurs et des tissus, et une élimination au dehors des impuretés qui entretenaient la surcharge aqueuse.

Ainsi c'est à l'eau proprement dite qu'est due une partie de l'action des eaux minérales. A ce point de vue, celles-ci agissent par ce qu'elles enlèvent plus que par ce qu'elles apportent. Nous retrouverons cette notion quand nous étudierons la cure de diurèse.

§ 3. — ÉLÉMENTS CONSTITUTIFS MINÉRAUX.

Les éléments minéraux dissous dans les eaux minérales sont très nombreux, et chaque source en contient une plus ou moins grande variété. Quelques-uns n'y sont décelables qu'à l'état de traces ; d'autres s'y trouvent en quantité faible, mais dosable ; il en est enfin qu'on rencontre en proportion plus forte. C'est sur la présence de ces derniers qu'on se base habituellement pour établir une classification chimique des eaux minérales.

La quantité totale d'extrait sec est très variable. Tandis que la Grande Source de Bagnoles-de-l'Orne, qui est probablement la moins minéralisée de l'Europe, ne contient en dissolution que 75 milligrammes d'éléments fixes par litre d'eau, l'eau de Biarritz-Briscous possède une minéralisation de 308 grammes par litre, dont 295 grammes de chlorure de sodium.

Analyse élémentaire et analyse de reconstitution. — Pour analyser une eau, le chimiste dose séparément chacun des éléments qui sont présents dans un volume donné. Il reconnaît la présence et établit le poids, par litre d'eau, des éléments basiques tels que le calcium, le magnésium, le sodium, le potassium, le fer, etc., et des éléments acides tels que le chlore, le soufre, le carbone, le silicium, etc. Il obtient ainsi une analyse dite élémentaire.

Si nous prenons comme exemple l'analyse élémentaire de l'eau de la Grande Grille de Vichy, nous voyons qu'elle contient par litre, d'après Bouquet :

Sodium	1 gr. 8593
Potassium	0 gr. 1508
Calcium	0 gr. 1206
Strontium	0 gr. 0014
Magnésium	0 gr. 0968
Fer	0 gr. 0014
Manganèse, bore,	traces
Chlore	0 gr. 3237
Acide sulfurique	0 gr. 1967
Acide phosphorique	0 gr. 0753
Acide arsenique	0 gr. 0013
Acide carbonique combiné	4 gr. 8691
Acide carbonique libre	0 gr. 9080
Silice	0 gr. 07

En possession de cette analyse élémentaire, le chimiste calcule l'analyse de reconstitution, c'est-à-dire que, connaissant les affinités chimiques des bases et des acides, il groupe hypothétiquement ces éléments en combinaisons salines, qu'il suppose avoir existé dans l'eau avant que celle-ci n'ait subi les manipulations qui ont décomposé ses sels.

Les principales conventions généralement adoptées pour établir la formule de reconstitution de l'eau sont les suivantes, qui sont en harmonie avec les lois de la thermo-chimie : « On admet que les bases les plus fortes (soude, potasse, lithine, chaux, magnésie) sont unies aux acides les plus énergiques (acide sulfurique, acide chlorhydrique). Le surplus des bases fortes, aussi bien que l'oxyde de manganèse et le protoxyde de fer, doit exister dans les eaux, en général, sous forme de bicarbonates. En outre, en raison de certaines considérations géologiques sur l'origine des sources, on compte d'abord la soude en chlorure, et la chaux en sulfate ou en carbonate » (Moureu).

C'est ainsi que la formule élémentaire de l'eau de la Grande Grille devient la formule hypothétique de reconstitution suivante :

Acide carbonique libre	0 gr. 908
Bicarbonate de soude anhydre	4 gr. 883
Bicarbonate de potasse —	0 gr. 352
Bicarbonate de magnésie —	0 gr. 303
Bicarbonate de strontiane	0 gr. 003
Bicarbonate de chaux	0 gr. 434
Bicarbonate de protoxyde de fer	0 gr. 004
Bicarbonate de manganèse	traces
Sulfate de soude	0 gr. 291
Phosphate de soude	0 gr. 130
Arséniate de soude	0 gr. 002
Borate de soude	traces
Chlorure de sodium	0 gr. 534

Silice   0 gr. 070
Matières organiques   traces

Faut-il, pour exprimer la composition chimique d'une eau minérale, s'en tenir à la seule analyse élémentaire ? Ou convient-il de donner la préférence à l'analyse de reconstitution ? Les avis sont partagés, et la discussion est parfois ardente entre les partisans de l'une ou de l'autre méthode.

Les partisans de la formule élémentaire font valoir qu'elle seule est la vérité chimique ; que les éléments constitutifs des sels sont partiellement à l'état de dissociation-ionique ou à l'état colloïdal ; que, en raison de la variété des principes contenus dans une eau minérale, des combinaisons très complexes de sels doubles et d'hydrates doivent se former ; et donc que l'analyse de reconstitution fait état d'une répartition théorique entre les acides et les bases, qui n'est pas l'expression de la vérité.

Contre ces critiques, les défenseurs de l'analyse de reconstitution font remarquer que la dissociation ionique des sels dissous n'implique pas leur disparition, et qu'au contraire, par suite de la rencontre incessante des ions électro-positifs et des ions électro-négatifs, les sels se reproduisent continuellement à l'état naissant. Ils ajoutent que, sans avoir la prétention de représenter la vérité absolue au sens chimique du mot, l'analyse de reconstitution se rapproche assez près de la vérité si l'on observe avec soin les lois de l'affinité.

Pour notre part, nous croyons que l'une et l'autre analyses doivent être conservées dans la pratique. Elles se complètent et sont toutes deux utiles au médecin, celui-ci n'ignorant pas que chacune contient des inexactitudes.

L'analyse élémentaire laisse en effet supposer que tous les éléments salins n'existent dans l'eau qu'à l'état d'ions en liberté, alors qu'il s'y trouve, en plus, des molécules entières d'éléments combinés. En fait, ainsi que nous l'avons dit (voir p. 43), l'eau minérale contient des sels sous trois états : l'état moléculaire, l'état de dissociation en ions et l'état colloïdal. Nous ignorons quelle est la proportion de chacun dans l'eau à sa sortie du griffon. Mais nous savons que ces proportions se modifient d'un moment à l'autre, à mesure que l'eau change de température et perd sa radio-activité et ses gaz. Par conséquent, de son côté l'analyse de reconstitution a le tort de représenter, comme acquis et définitif, un état qui est en réalité instable et changeant.

Toutes réserves étant faites sur leur caractère hypothétique, les deux analyses doivent donc continuer à être utilisées, jusqu'au jour où nous posséderons une formule d'analyse répondant à la réalité des choses, et indiquant la composition de l'eau au griffon et sa composition après qu'elle a été embouteillée et transportée.

Eléments basiques et éléments acides. — L'eau minérale contient des éléments basiques et des éléments acides.

Un acide est un corps dont la solution aqueuse contient des cathions H^+, et dont les anions métalliques portent une charge électrique négative. Par exemple, l'acide chlorhydrique $H\,Cl$ est formé par l'union d'un anion Chlore négatif et d'un cathion Hydrogène positif :

$$H\,Cl \rightleftharpoons Cl^- + H^+$$

Le chlore est dit un élément acide ou électro-négatif.

Une base est un corps dont la solution aqueuse contient des anions oxhydryles HO négatifs, et dont les cathions métalliques portent une charge électrique positive. Par exemple la soude est formée de l'oxhydryle HO^- et du sodium Na^+

$$HO\,Na \rightleftharpoons HO^- + Na^+$$

Le sodium est dit un élément basique ou électropositif.

Parmi les éléments basiques, certains sont présents en assez grande abondance dans toutes les eaux minérales. Ce sont le calcium, le magnésium, le sodium et le potassium. D'autres y sont fréquents, mais peu abondants : ce sont le fer, le lithium, le manganèse, le strontium, le cuivre, le rubidium.

De même, quelques éléments acides existent dans toutes les eaux : ils sont représentés par le chlore, le soufre, le carbone et le silicium. Le brome, l'iode, le fluor, le bore, le phosphore et l'arsenic s'y rencontrent fréquemment, mais en plus petite quantité.

Enfin, on peut énumérer une longue liste, qui s'accroît chaque jour avec les progrès de la technique chimique, d'éléments plus rarés, qui ne sont présents dans l'eau qu'à des doses souvent impondérables. Nous citerons : l'aluminium, le baryum, le nickel, le zinc, le césium, l'antimoine, le plomb, l'étain, le chrome, l'or, l'argent, le platine, le cadmium, le sélénium, le vanadium, l'uranium, le strontium, etc.

Par la méthode spectrographique, J. Bardet a pu établir la présence, dans certaines eaux, d'autres métaux rares, notamment du molybdène, du gallium, du germanium et de l'indium.

Combinaisons salines. — Si un certain nombre d'éléments restent dans l'eau minérale à l'état d'ions isolés, d'autres se combinent pour former des sels, en obéissant aux lois des affinités chimiques, d'après lesquelles certains acides se portent plus spécialement vers certaines bases.

Le soufre forme des sulfures de sodium ou de calcium, des sulfates de chaux, de soude ou de magnésie, et de l'hydrogène sulfuré.

Le chlore s'unit aux métaux alcalins pour donner des chlorures : chlorure de sodium, de calcium, de magnésium, etc.

Le brome se trouve à l'état de bromure de magnésium et de bromure de sodium.

L'iode existe sous forme d'iodures alcalins, le fluor à l'état de fluorure de calcium.

Le phosphore forme des phosphates de chaux, de soude, d'alumine, et peut-être du phosphate ammoniaco-magnésien.

L'arsenic est habituellement uni à la soude ou au fer.

Le carbone fournit les hydrocarbures qu'on trouve dans quelques sources bitumineuses, et surtout l'acide carbonique des bicarbonates de soude et de chaux.

Le bore existe à l'état d'acide borique, le silicium à l'état d'acide silicique ; ils forment des borates et des silicates de soude.

Action thérapeutique des éléments minéraux. — L'action des éléments minéraux contenus dans une eau minérale s'exerce sur l'organisme humain par divers processus, différents suivant que l'eau est employée en ingestion ou en applications externes, et qu'on peut ramener aux suivants :

a) L'eau ingérée apporte à l'organisme des substances nutritives dont il a besoin.

Les cellules et les humeurs du corps contiennent une très grande variété d'éléments minéraux, chacun de ces éléments étant plus spécialement nécessaire à une catégorie de cellules différenciées ou à un liquide organique particulier : le calcium au tissu osseux, le fer aux globules rouges, le soufre au protoplasma albuminoïde, le phosphore aux cellules nerveuses, le chlorure de sodium au sérum sanguin, etc. Si l'un ou l'autre de ces principes fait défaut, le tissu qui en est privé subit une diminution de vitalité et une réduction de son fonctionnement. Le déficit pourra être comblé par l'apport, au moyen de l'eau minérale, de principes minéraux sous la forme d'ions, de colloïdes et de sels à l'état naissant, c'est-à-dire sous la forme la plus active et la plus assimilable.

b) Les phénomènes chimiques qui conditionnent la vie cellulaire comportent de nombreuses opérations d'oxydations. Les principes réducteurs présents dans l'eau minérale facilitent la mise en liberté de l'oxygène fixé sur l'hémoglobine, et ainsi aident indirectement la nutrition générale.

c) Les réactions chimiques qui se font au sein des tissus sont hâtées par la présence de substances dites catalysantes. Certains métaux des eaux minérales jouent sans doute ce rôle d'agents catalyseurs.

d) Nous ne répéterons pas ici ce que nous avons dit (page 55) sur l'action antifloculante que les principes des eaux minérales peuvent exercer sur les colloïdes vivants. Nous avons longuement insisté sur l'importance de ce mode d'action.

e) Certains éléments minéraux fournis à l'organisme prennent la place d'autres éléments présents dans les humeurs. C'est ainsi que le calcium peut se substituer (Léon Blum) au sodium, par un mécanisme que nous décrirons plus loin (p. 73). Des applications thérapeutiques très importantes peuvent être déduites de ces propriétés substitutives.

f) Les sels des eaux minérales procurent à celles-ci des propriétés antiseptiques, ou révulsives, ou adoucissantes, qui exercent leur action sur la peau et les muqueuses tégumentaires avec lesquelles l'eau entre en contact.

Ces notions générales étant posées, nous devons passer en revue les principaux éléments existant dans les eaux minérales, et chercher quelle action thérapeutique spéciale on peut attribuer à chacun.

SOUFRE. — Le soufre se rencontre dans les eaux minérales à l'état de soufre libre (eaux blanchissantes), d'hydrogène sulfuré, de sulfures, de sulfites, d'hyposulfites et de sulfates.

Dans tous les cas, il semble que, pour être utilisé par l'organisme, le soufre passe d'abord par l'étape hydrogène sulfuré ; après quoi il subit des oxydations successives avant d'être éliminé par les urines et accessoirement par la bile. Cependant, lorsque l'absorption d'hydrogène sulfuré est abondante, une partie est éliminée, sans transformation, par la muqueuse pulmonaire et la peau.

Des diverses combinaisons contenant l'élément soufre, certaines sont peu stables et dégagent rapidement et facilement de l'hydrogène sulfuré : ce sont les sulfures. D'autres représentant une forme très oxydée du soufre, sont très stables et n'abandonnent que lentement et en petite quantité leur soufre sous forme d'hydrogène sulfuré : ce sont les sulfates.

L'action physiologique et thérapeutique des eaux chargées de l'élément soufre variera selon qu'il s'agit d'eaux sulfurées ou d'eaux sulfatées, c'est-à-dire selon qu'une quantité plus ou moins grande d'hydrogène sulfuré sera plus ou moins rapidement produite et répandue dans l'organisme.

L'hydrogène sulfuré apporte aux albuminoïdes du corps le soufre, qui fait partie intégrante de leur molécule. Il comblera donc le déficit d'éléments soufrés, qui semble être une des causes de diverses maladies : anémies, rhumatismes chroniques, troubles des fonctions biliaires, affections cutanées. Le soufre libéré se fixera sur les cellules carencées et rétablira la constitution et le fonctionnement des globules sanguins, des cellules cartilagineuses, des cellules hépatiques, des cellules tégumentaires.

Pour obtenir ce résultat, l'hydrogène sulfuré doit être fourni à l'organisme à doses petites et prolongées. On s'adressera donc aux eaux sulfatées ou très légèrement sulfurées.

Nous trouvons là une justification des spécialisations thérapeutiques de nombreuses sources, par exemple de l'eau faiblement sulfurée d'Aix-les-Bains dans le rhumatisme chronique, de l'eau sulfatée de Saint-Gervais dans certaines affections cutanées, de l'eau sulfatée de Brides dans les insuffisances biliaires. L'action de ces eaux s'exerce sans à-coups, sans modifier d'une façon trop brusque la sulfuration des cellules : elle est lente, progressive, durable et sans dangers. Tandis que, dans les affections chroniques par carence sulfurée, les eaux minérales fortement sulfureuses sont, au contraire, d'un emploi plus délicat, et peuvent occasionner des incidents par la libération brutale d'une trop grande quantité d'hydrogène sulfuré.

L'hydrogène sulfuré est un réducteur de l'oxyhémoglobine. Il détermine la mise en liberté de l'oxygène qu'elle contenait en combinaison, et fournit ainsi l'élément nécessaire aux oxydations. A ce titre, les eaux contenant l'élément soufre sont donc utiles dans toutes les maladies groupées par Bouchard sous le nom de maladies arthritiques ou par ralentissement de la nutrition. Là encore, la supériorité doit appartenir aux eaux sulfatées, dans lesquelles le soufre est relativement stable, et qui ne dégagent que lentement de l'hydrogène sulfuré. Et, de fait, l'observation clinique vérifie cette conception théorique : l'expérience a consacré l'efficacité, dans le traitement de l'arthritisme, des eaux sulfatées calciques du type Vittel-Contrexéville et des eaux sulfatées sodiques du type Brides.

A ce point de vue, la trop grande abondance d'hydrogène sulfuré présente un danger, celui d'appauvrir le sang en oxygène, en se fixant trop énergiquement sur l'hémoglobine.

Cette abondance d'hydrogène sulfuré est au contraire recherchée dans d'autres circonstances. Une partie s'élimine en effet par la muqueuse de l'appareil respiratoire, en produisant à ce niveau une suractivité circulatoire pouvant aller jusqu'à la congestion, et une modification dans la nature des sécrétions. Ce complexus réactionnel est utilisé dans le traitement de multiples affections chroniques des voies respiratoires : pharyngites, laryngites et bronchites.

L'emploi des eaux sulfatées ou très faiblement sulfurées est alors insuffisant : la lenteur du dégagement de l'hydrogène sulfuré permet son oxydation à mesure qu'il se forme, et une quantité trop minime est éliminée par la muqueuse respiratoire. On doit avoir recours soit aux eaux sulfhydratées, qu'on peut employer en gargarismes, en humages ou en pulvérisations portant directement l'hydrogène sulfuré au contact de la muqueuse malade, soit aux eaux sulfurées calciques ou sulfurées sodiques qui, ingérées, dégagent de l'hydrogène sulfuré en présence de l'acide chlorhydrique du suc gastrique.

En se servant de l'eau d'une source plus ou moins chargée de sulfure, comme aussi en modifiant les doses ingérées, le médecin peut, à son gré, intensifier ou ralentir la formation et l'absorption d'hydrogène sulfuré, et par conséquent régler l'intensité des réactions qu'il veut provoquer au niveau de la muqueuse bronchique.

En applications externes, l'eau minérale agit sur la peau par l'hydrogène sulfuré qu'elle contient en dissolution ou qu'elle met en liberté par altération de ses composés soufrés. Elle agit aussi comme antiseptique et parasiticide.

L'action sera différemment énergique suivant la nature du composé soufré. Elle sera faible avec les eaux sulfatées, qui conviennent dans les dermatoses aiguës ou irritables, plus marquée avec les eaux faiblement sulfurées, qui sont utilisables dans les formes nettement chroniques. Les formes torpides, de même que les streptococcies cutanées, la gale, la furonculose et l'acné seront justiciables des eaux très sulfurées.

Les propriétés antiseptiques et révulsives des eaux sulfurées légitiment enfin leur emploi dans le traitement des affections gynécologiques, des plaies atones et de certaines ostéites chroniques.

CHLORE. — Le chlore est un élément indispensable des tissus et des humeurs de l'organisme. Il joue un rôle physique important dans le maintien de l'équilibre de la tension osmotique entre les tissus et les liquides qui les environnent. Il intervient dans les opérations chimiques qui se passent dans les cellules, et dans les échanges entre les colloïdes protoplasmatiques et le plasma. Il entre enfin pour une part importante dans la composition du suc gastrique.

Les échanges de chlore dans l'organisme atteignent un taux considérable, puisque l'homme adulte en élimine environ 8 gr. 50 par jour, en majeure partie sous forme de chlorure de sodium dissous dans l'urine.

Normalement, l'équilibre chloré de l'organisme se maintient grâce à un mécanisme régulateur de la composition du sang, qui a été étudié par Richet, Langlois, Achard et Lœper, Ambard. Il peut être faussé par la présence de chlore en excès ou au contraire en quantité insuffisante.

La présence de l'élément chloré dans une eau minérale corrige la déficience de ce principe minéral dans le corps, et donne à l'eau des propriétés stimulantes de la sécrétion gastrique, de la vitalité cellulaire et, par conséquent, de la nutrition générale.

Les eaux chlorurées sont donc indiquées chez les hypopeptiques, les anémiques, les déprimés et tous les sujets à nutrition ralentie. Elles sont contre-indiquées chez ceux qui présentent de la rétention chlorurée.

Lorsque les chlorures ne se trouvent qu'à faible dose dans une eau, celle-ci peut être employée en ingestion. Si l'eau est très chargée de chlorures, elle sert surtout en applications externes.

La présence de chlorures en forte proportion dans une eau minérale élève la tension osmotique de cette eau et lui confère des propriétés physiques dont nous étudierons plus loin les applications thérapeutiques.

CALCIUM. — Le rôle du calcium dans l'organisme et son métabolisme sont encore incomplètement élucidés. On sait que, présent dans tous les tissus, il est abondant surtout dans le tissu osseux et dans les noyaux des cellules. A ce titre, il est nécessaire au fonctionnement régulier de divers organes, en particulier du muscle cardiaque, de la substance nerveuse et des leucocytes, et à l'édification normale de la charpente osseuse.

La carence du calcium dans l'organisme se traduit par des modifications dans la composition du tissu osseux, par de l'insuffisance myocardique, de l'asthénie nerveuse, une diminution du pouvoir phago-cytaire des globules blancs, enfin par des troubles de la coagulabilité du sang. Dans tous ces cas, le calcium contenu dans la plupart des eaux minérales peut intervenir en régularisant la teneur des tissus en calcium.

Toutes les eaux calciques sont donc utiles dans les déchéances cardiaques, nerveuses et sanguines, et dans les retards de l'ossification.

D'autre part, le calcium joue, dans les humeurs de l'organisme, un rôle qui a été bien mis en lumière par le professeur L. Blum (de Strasbourg). Celui-ci a donné l'explication de l'action diurétique, connue depuis longtemps, du chlorure de calcium.

Le calcium se trouve associé dans les humeurs en un certain équilibre avec d'autres cathions de sodium, de potassium et de magnésium ; ces ions pouvant se substituer l'un à l'autre dans le cas de carence de l'un d'eux. En particulier, la diminution de la teneur des humeurs en calcium amène le remplacement de celui-ci par du sodium, lequel se trouve alors en excès.

Or le sodium joue le rôle d'élément dominant dans

les phénomènes d'hydratation de l'organisme. Par conséquent la carence de calcium détermine indirectement une exagération dans la fixation et l'imbibition d'eau dans les tissus.

Que, dans des humeurs dont l'équilibre est ainsi troublé, on fasse un apport de calcium : cet élément devenant prépondérant va déséquilibrer en sens inverse la proportion des cathions calcium et sodium, chasser l'excès de sodium hydratant, dessécher les tissus et mettre en liberté l'eau qui pourra être éliminée par les urines.

Par ce moyen, le calcium aura, dans la circonstance, agi à la façon d'un diurétique. Et effectivement, l'observation clinique confirme que les eaux riches en calcium et pauvres en sodium sont diurétiques. Il y a là une indication thérapeutique très importante de cette catégorie d'eaux minérales.

Sodium. — De même que les autres éléments minéraux que nous venons d'étudier, le sodium est un constituant des cellules et des humeurs. De même aussi nous ne connaissons qu'imparfaitement son métabolisme, dont quelques points semblent pourtant établis.

La vie cellulaire et la régularité des échanges nutritifs ne sont assurés qu'à la condition qu'un certain taux de sodium soit maintenu fixe dans l'organisme.

Ce taux tend à devenir insuffisant dans certaines conditions, par exemple dans le cas d'une alimentation trop exclusivement végétale.

Les végétaux sont riches en sels de potassium. Lorsque le carbonate de potassium provenant de la combustion des sels de potasse arrive dans le sang (Lambling), il forme avec le chlorure de sodium du plasma deux nouveaux sels, du chlorure de potassium et du carbonate de sodium. Normalement, le sérum sanguin ne doit comporter que de petites quantités de ces sels, qui sont en majeure partie éliminés par les reins. Il en résulte une spoliation en sodium et, par suite, une perturbation dans la composition du sérum et dans sa concentration osmotique. Les colloïdes protoplasmatiques se déshydratent et les combustions cellulaires diminuent. La vitalité du sujet privé de sodium s'amoindrit, sa température s'abaisse et tous ses organes sont en hypofonctionnement. Accessoirement l'acide urique, dont la solution dans les humeurs a perdu sa stabilité, se précipite: ainsi peut se réaliser une forme clinique de goutte avec déchéance générale fonctionnelle et réduction des combustions cellulaires.

Ces syndromes morbides s'atténuent puis disparaissent si l'eau minérale apporte à l'organisme l'élément sodium déficitaire.

Toute eau minérale contenant du sodium est donc indiquée dans les maladies par ralentissement des combustions organiques.

MAGNÉSIUM. — L'étude complète de l'action du cathion magnésium dans l'économie est encore à faire. Nous savons seulement qu'il exerce une action inhibitrice sur le système nerveux, en particulier sur le système nerveux sympathique et parasympathique, qui règle les opérations de la vie végétative.

Les eaux minérales contenant l'élément magnésium agissent donc comme sédatives de l'hyperexcitabilité du sympathique et du parasympathique, principalement dans les manifestations intestinales du déséquilibre sympathique. Cliniquement l'eau magnésienne faible, dont le type est l'eau de Chatel-Guyon, est bien, en effet, un régulateur des contractions et des sécrétions intestinales.

Quant aux eaux fortement chargées de sels de magnésie, elles doivent leur propriété purgative moins à l'élément magnésium lui-même qu'à l'hypertonicité de leur solution (p. 94).

POTASSIUM. — Les ions potassium ont, dans les

humeurs, une action parallèle à celle de l'ion calcium et antagoniste de celle du sodium (L. Blum).

En raison de l'abondance des sels potassiques fournis à l'organisme par les aliments végétaux, on doit admettre que cet élément fait rarement défaut. Ce n'est donc que très accessoirement que la présence du potassium dans une eau minérale intervient pour produire des effets thérapeutiques.

CARBONE. — Le carbone présent dans les eaux minérales agit à l'état d'acide carbonique, que nous étudierons en parlant des gaz des eaux minérales.

SILICIUM. — Le mode d'action du silicium est encore obscur. On trouve de la silice dans un certain nombre d'eaux chaudes carbonatées, dans les eaux sulfurées sodiques. L'eau du Mont-Dore en contient une quantité relativement élevée : 0 gr. 179 (Moureu). La silice paraît jouer un rôle spécial dans l'action antiasthmatique de la cure Mont-Dorienne. Les eaux sédatives de Néris et de Plombières en contiennent aussi des quantités appréciables.

FER, FLUOR, ZINC, ARSENIC. — Très important pour la vie cellulaire et les réactions organiques est l'apport de fer, de fluor, de zinc et d'arsenic par les eaux minérales ingérées.

Le fer est un des éléments constitutifs de l'hémoglobine. Le fluor se trouve dans tous les organes à vitalité restreinte, os, dents, cartilages, tendons. Le zinc existe dans le tissu cérébral, le thymus, le corps thyroïde ; l'arsenic dans tous les tissus d'origine ectodermique, épiderme, poils, corps thyroïde, cerveau, mamelles.

AUTRES ÉLÉMENTS MINÉRAUX. — Parmi les autres éléments qu'on rencontre dans les eaux minérales, manganèse, brome, bore, etc., quelques-uns sont aussi des éléments constituants des cellules organiques. L'eau minérale les met à la disposition de celles-ci pour parfaire le taux auquel ils doivent se trouver.

D'autres semblent agir, non plus comme matériaux de constructions des tissus, mais en tant que catalyseurs des réactions chimiques de la nutrition. Suivant les cas, cette action catalytique peut être positive ou négative, c'est-à-dire accélérer ou retarder une réaction vitale.

Si le principe de la catalyse dans les phénomènes de la nutrition est connu, il est actuellement encore impossible de savoir quelle est la part exacte d'action qui revient à chaque agent catalyseur, et dans quelles réactions chacun intervient plus spécialement.

§ 4. — LES GAZ DES EAUX MINÉRALES.

Origine. — Les gaz des eaux minérales proviennent soit de la distillation des roches primitives en voisinage du noyau igné de la terre (p. 14), soit de la simple aération de l'eau, soit enfin des réactions chimiques qui s'opèrent, au cours du trajet souterrain des sources, entre les éléments dissous dans l'eau et les principes minéraux présents dans les terrains traversés.

Quantité. — Leur quantité est très variable. Quelques sources sont plus pauvres en gaz que les eaux potables ordinaires ; d'autres en sont surchargées.

Chaque gaz possède un coefficient de solubilité constant pour une température et une pression données. Ces constantes sont indiquées dans le tableau suivant, qui contient la plupart des gaz susceptibles de se rencontrer dans une eau minérale.

Constantes de solubilité des gaz dans l'eau à 15° et sous une pression de 760 centimètres de Hg.

(Volume dissous dans 1.000 centimètres cubes.)

Hydrogène	20 cm3
Oxygène	36 cm3
Ozone	460 cm3
Acide sulfhydrique	3.100 cm3

Anhydride sulfureux	47.000 cm3
Ammoniaque	848.000 cm3
Azote.	18 cm3
Oxyde de carbone	27 cm3
Anhydride carbonique	1.075 cm3
Hélium.	12 cm3
Argon	42 cm3
Néon.	?
Krypton	10 cm3
Xénon	150 cm3
Niton.	30 cm3
Fluorure de silicium.	réagit
Fluorure de bore	réagit
Acide bromhydrique	565.000 cm3
Acide iodhydrique	425.000 cm3
Fluor.	réagit

Lorsque la température et la pression changent, les gaz obéissent à la loi d'Henry, d'après laquelle, « pour chaque température, il y a un rapport constant entre la concentration d'un gaz soluble dans un liquide et la concentration de ce gaz dans l'atmosphère qui surmonte le liquide ». Par conséquent, la température restant la même, la masse de gaz dissoute dans l'unité de volume est proportionnelle à la pression partielle du gaz au-dessus du liquide.

En raison des pressions énormes supportées par les eaux minérales plutoniennes au moment de leur formation, la quantité de gaz qui peut s'y dissoudre est donc très considérable. La décompression brusque au moment de l'émergence provoque la mise en liberté d'une partie de ces gaz.

C'est ainsi que le débit gazeux annuel des sources d'eaux alcalines du Massif Central atteint (Leroq) 814 millions de mètres cubes. On attribue même à la grande quantité d'acide carbonique qui se diffuse dans l'atmosphère de Vichy une part dans l'action que le séjour dans la station exerce sur l'organisme. En effet (Gautrelet et Payraud), l'air recueilli à l'orifice de la Grande Grille contient 15,75 pour 10.000 d'acide carbonique. La proportion est encore de 14,67/10.000 boulevard des Célestins, et de 13,95/10.000 sur le pont au-dessus de l'Allier ; elle tombe à 7,23/10.000 sur le point le plus élevé de la ville.

Nature. — Les gaz les plus fréquemment trouvés sont l'acide carbonique, l'azote, l'oxygène, l'hydrogène sulfuré, le méthane, l'hydrogène carboné, l'hydrogène, l'ammoniaque et les gaz rares.

L'acide carbonique est abondant surtout dans les eaux alcalines du type Vichy, Vals, Royat, dans quelques eaux salées (Salins-Moutiers), dans certaines eaux sulfurées sodiques (Challes) et dans les sulfurées calciques (Allevard).

L'azote se rencontre dans toutes les eaux d'origine ignée, et prédomine dans les eaux sulfurées sodiques du type Ax-les-Thermes ou Barèges, et dans certaines eaux thermales peu minéralisées (Aix-les-Bains).

L'oxygène manque rarement.

L'hydrogène sulfuré existe dans les eaux sulfurées calciques et dans quelques eaux sulfatées (St-Gervais): dans ce dernier cas, l'hydrogène sulfuré provient d'une altération des sulfates.

Le méthane se trouve dans quelques eaux chlorurées.

L'hydrogène carboné ou carbure d'hydrogène est abondant dans certaines sources d'Italie, du Caucase, de Chine et d'Amérique, et ne se rencontre en France qu'à Coise (Savoie).

L'hydrogène représente 72 pour cent des gaz résultant de la distillation du granit ; l'hydrogène est presque en totalité utilisé par les opérations chimiques qui se passent au cours de l'ascension de l'eau. On ne le trouve en abondance que dans certaines boues d'origine volcanique.

L'ammoniaque existe à Luchon et à Ax.

Les gaz rares sont décelables dans toutes les eaux d'origine endogène, gaz résultant de la désintégration des métaux rares : radium, thorium, actinium, etc.

Nous réservons leur étude pour le chapitre consacré à la radio-activité des eaux minérales.

Action thérapeutique. — Nous n'avons pas à revenir ici sur ce que nous avons dit (p. 69) à propos de l'hydrogène sulfuré, auquel les eaux sulfurées et sulfatées doivent leurs propriétés thérapeutiques.

L'oxygène est abondant dans quelques eaux, en particulier dans l'eau Sanson, de Neubourg (Eure), où il aurait pour origine l'action des végétaux et animalcules monadaires sur le carbonate de calcium. C'est à la présence d'oxygène qu'on attribue l'action stimulante de cette eau sur les phénomènes de la nutrition, spécialement ses effets favorables sur le diabète.

L'azote, l'hydrogène sont parmi les éléments constitutifs essentiels des tissus. Ils sont abondamment fournis à l'organisme par l'air et par les aliments. Il ne semble pas que leur apport par les eaux minérales puisse présenter une importance particulière.

Il n'en est pas de même de l'acide carbonique qui, soit directement, soit après sa mise en liberté, par décomposition des carbonates en présence du suc gastrique, est un des éléments les plus actifs des eaux dites alcalines.

L'acide carbonique sert, en effet, d'amortisseur pour corriger les brusques apports, dans les humeurs, d'acides ou de bases provenant de la digestion des aliments et de leur dégradation, et ainsi pour maintenir constant le taux d'alcalinité ionique du sang. L'acide carbonique, qui répond à la formule $CO_2\text{-}OH_2$, constitue une réserve d'ions H^+ et OH^-, dont la mise en liberté, provoquée respectivement par l'arrivée d'une base ou d'un acide dans le sang, assure automatiquement le maintien de la réaction primitive.

Le taux des acides sanguins vient-il à dépasser la normale, les centres respiratoires du bulbe se trouvent excités, la respiration s'accélère et, la ventilation pulmonaire s'accroissant, l'excès d'acide carbonique est éliminé et la teneur du sang en ions H^+ est diminuée d'autant.

Mais des circonstances pathologiques peuvent se rencontrer, où la réserve d'alcali du sang s'épuise, et où les humeurs de l'organisme tendent à devenir acides. L'acidité humorale entraîne alors divers troubles morbides, dont nous n'avons pas à interpréter ici le mécanisme, tels que l'acidose diabétique et la précipitation de la cholestérine chez les litiasiques biliaires et les goutteux.

L'eau minérale chargée d'acide carbonique, ou, ce qui revient au même, l'eau minérale contenant des carbonates alcalins vient renouveler chez ces malades la provision d'alcali « tampon » et rétablir l'alcalinité normale des humeurs.

Cette action antiacide se manifeste après l'ingestion des eaux alcalines, et aussi quand l'acide carbonique est inhalé. Nous trouvons là une application thérapeutique du séjour dans le voisinage des sources, où l'atmosphère est riche en acide carbonique, et aussi des bains carbo-gazeux, pendant lesquels le malade respire un air chargé d'acide carbonique.

L'absorption de très fortes doses d'eaux alcalines peut avoir des conséquences fâcheuses chez des sujets ayant une alcalinité humorale déjà élevée, lorsque pour une raison pathologique, ils sont incapables d'éliminer assez activement l'excès d'acide carbonique qui charge leur sang. On a décrit sous le nom de « cachexie alcaline » un état de déchéance organique qui semble bien imputable à l'abus des eaux carbonatées prises inconsidérément et sans surveillance médicale.

L'acide carbonique dissous dans l'eau minérale trouve une autre application thérapeutique dans l'emploi de cette eau en bains généraux. Le corps plongé dans l'eau se recouvre de fines bulles qui lui font comme une enveloppe gazeuse, se rejoignent, se fusionnent, et, en grossissant, se déplacent de bas en haut pour enfin perdre contact avec la peau et venir éclater à la surface de l'eau. Ce contact et ce cheminement des bulles réalisent diverses actions physico-chimiques et notamment constituent une sorte de massage des capillaires périphériques. Il se produit des modifications circulatoires périphériques et profondes, qui sont utilisées dans la cure de bains carbo-gazeux.

On peut avoir une idée de ce qui se passe, en regardant la surface d'un grain de raisin placé dans une coupe de champagne.

§ 5. — DÉPOTS, BOUES, VÉGÉTAUX ET ANIMAUX.

Dépôts. — Spontanément un grand nombre d'eaux minérales, en se refroidissant et en perdant leurs gaz, précipitent au voisinage des points d'émergence de leurs sources, ceux de leurs éléments dont la solubilité est la moindre.

Ces dépôts, parfois très abondants, sont constitués en majeure partie par des sels calcaires et siliceux (sources d'Auvergne, Hammam-Meskoutine), de la silice (Plombières), de la dolomie (Bourbonne, Dax) ou du sulfate de chaux (Luchon, Cauterets).

Le fer y est à peu près constant (surtout à Royat, à Forges). On trouve du sulfure d'arsenic dans les dépôts de St-Nectaire, du sulfure d'antimoine dans ceux de la Bourboule, de la strontiane à St-Allyre et à Hammam-Meskoutine, du manganèse à Luchon.

Quelques-uns de ces dépôts sont utilisés en applications locales.

Boues. — Quelques stations françaises possèdent des boues minérales ou végéto-minérales qui sont employées dans le traitement des affections rhumatismales chroniques.

Les boues de St-Amand sont produites par le suintement de sources sulfatées calciques à travers des dépôts superficiels marneux et bourbeux, qu'elles délayent. Il se forme, sous une épaisseur de deux à trois mètres, une couche de boue riche en silice et en sulfure de fer, dans laquelle se développent des sulfuraires. Ces boues sont chauffées au moyen de conduites de vapeur qui les traversent.

A Dax, la boue est constituée du limon déposé par l'Adour, au moment de ses crues périodiques, dans les bassins d'émergence de sources thermales ; il s'y fait un abondant développement de conferves (Voir plus loin la planche VIII, hors texte).

A Barbotan, des piscines établies au-dessus des griffons des sources sont remplies de boue extraite d'un gisement naturel d'eau minérale.

A Uriage, à Bourbonne, à Aix-les-Bains, des boues analogues sont recueillies, et trouvent leur utilisation thérapeutique.

Végétaux et animaux. — Des végétaux et des animaux se développent ou pullulent dans certaines eaux thermales.

Les végétaux appartiennent à un sous-groupe des algues, les conferves, dont on peut recueillir diverses variétés à Néris, à Evaux, à Bourbon-Lancy, à Plombières, à Dax et à Bagnères-de-Bigorre. Les conferves se développent en touffes d'où partent des prolongements ramifiés.

Dans les eaux sulfureuses des Pyrénées, on trouve une variété d'algues, les sulfuraires ou sulfo-bactéries, sur lesquelles vivent des infusoires (Monas, Leucophres), des annélides abranches (Naïs), des helminthes, de petits crustacés et des larves diverses. L'ensemble a l'aspect d'une sorte de gelée plus ou moins consistante, très hydrophile et imprégnée de gaz. J. Dufresnoy et R. Molinéry ont montré que cette gelée fixe en grande abondance les éléments à radical basique contenus dans l'eau minérale et de plus rares éléments à radical acide.

On a donné à cette sorte de gelée le nom de *barégine* ou glairine. Elle est employée en applications locales.

Microbes. — Les éléments microbiens font généralement défaut dans les eaux minérales, surtout dans les eaux profondes n'ayant pas été polluées par des infiltrations d'eaux superficielles.

On a signalé cependant, dans l'eau de certaines sources, la présence de quelques espèces banales, inoffensives, ou même de microbes, qui en raison de leurs propriétés saccharifiantes ou peptonisantes, ont peut-être une action thérapeutique.

Dans les eaux embouteillées, la flore microbienne peut devenir abondante et contenir des espèces pathogènes, si des précautions insuffisantes ont été prises contre les contaminations au cours des manipulations auxquelles l'eau se trouve soumise.

C'est pourquoi on tend à substituer partout, au nettoyage manuel un nettoyage chimique et mécanique puissant des bouteilles destinées au transport et à la vente des eaux minérales ; de plus, le remplissage des bouteilles est effectué automatiquement et rapidement (Voir, hors texte, les planches III et IV).

§ 6. — ALTÉRATIONS DES EAUX MINÉRALES.

Les eaux minérales sorties du griffon s'altèrent sous l'influence de l'air libre, de la lumière, de la température extérieure, du temps (c'est-à-dire du vieillissement de l'eau).

Toutes les eaux riches en gaz abandonnent plus ou moins ceux-ci à l'atmosphère, surtout lorsqu'elles se refroidissent.

Sous l'influence du facteur temps, les eaux perdent leur radio-activité (voir plus loin). Pratiquement les eaux les plus radio-actives ont complètement cessé de l'être au bout d'un mois au maximum.

Les eaux qui s'altèrent le plus, au point de vue chimique, sont les eaux bicarbonatées et les eaux sulfurées. Aux premières, la diminution de pression à l'air libre fait perdre du gaz carbonique, d'où transformation des bicarbonates en sesquicarbonates et carbonates neutres. Les carbonates neutres insolubles se précipitent, le carbonate ferreux se combine avec l'oxygène de l'air pour donner un sesquioxyde qui se dépose en entraînant l'arsenic et le manganèse, etc. Les dépôts solides qui encrassent le griffon des sources bicarbonatées se constituent ainsi, obligeant parfois à des travaux de désobstruction. Cette précipitation n'est intéressante que pour les sources dont le pouvoir incrustant ou pétrifiant est utilisé industriellement, comme c'est le cas par exemple pour les sources de Saint-Allyre (à Clermont-Ferrand).

Les eaux sulfureuses s'altèrent très rapidement au contact de l'air : oxydation des sulfures en hyposulfites, sulfites, sulfates ; oxydation de l'acide sulfhydrique, préexistant ou non, avec libération du soufre (d'où *blanchissement* ou *blanchiment* de l'eau). Ces altérations qui modifient beaucoup les eaux sont actuellement l'objet de recherches du professeur Desgrez et de ses collaborateurs ; elles ne se produisent pas partout de la même façon et certaines d'entre elles, notamment la production d'hyposulfites, contribuent vraisemblablement à l'action thérapeutique spéciale de certaines eaux minérales.

CHAPITRE VII

CARACTÈRES PHYSIQUES DES EAUX MINÉRALES

§ 1. — CARACTÈRES BANAUX.

Nous pouvons être brefs dans l'étude de plusieurs des caractères physiques des eaux minérales, caractères qui, au point de vue de l'usage thérapeutique des eaux, sont peu importants. Nous les groupons sous la rubrique : caractères banaux.

La *limpidité* n'a d'importance que lorsqu'il s'agit d'eaux devant être mises en bouteilles pour être livrées à la consommation comme eaux de table.

Lorsqu'elle est troublée par la présence de particules rocheuses, sableuses ou argileuses en suspension, on fait habituellement séjourner l'eau dans des bassins de décantation où elle se clarifie. Ces bassins doivent être construits de telle sorte que la température de l'eau s'y modifie le moins possible et qu'il ne se produise pas de déperdition de gaz.

Des eaux limpides au griffon se troublent au contact de l'air, soit par évaporation des gaz et précipitation de certains éléments minéraux (sels de fer), soit par oxydation de leurs composants (eaux sulfurées).

La *couleur* est en général analogue à la couleur des eaux douces. Quelques eaux minérales présentent cependant des teintes spéciales : les eaux ferrugineuses sont souvent rougeâtres, certaines eaux sulfureuses sont jaunâtres (Barèges), bleuâtres (Ax) ou opalines (Luchon).

Plusieurs eaux minérales sont comme savonneuses

au toucher. Cette *onctuosité* tient à l'absence de sels de chaux, ou encore à l'abondance des silicates et des matières organiques (glairine de certaines eaux sulfureuses).

L'*odeur* et la *saveur* varient avec la nature des composants de l'eau minérale. Celle-ci peut être insipide, acidule (acide carbonique), salée (sulfate de soude, chlorure de sodium), amère (sulfate de magnésie), styptique (fer), fétide et nauséeuse (acide sulfhydrique).

La *fluorescence* est plus prononcée lorsqu'il s'agit d'eaux superficielles que lorsqu'on examine des eaux d'origine profonde. Il y aurait là, d'après Dienert, un moyen de différenciation des eaux vauclusiennes et des eaux plutoniennes.

La *densité*, recherchée après que l'eau a été ramenée à la température ordinaire, est toujours plus élevée que celle de l'eau distillée. Elle est d'autant plus forte que l'eau contient en dissolution plus de sels minéraux et moins de gaz.

§ 2. — TEMPÉRATURE.

Les eaux minérales sont dites froides lorsque leur température est inférieure à 23°, tempérées de 23° à 33°, thermales de 33° à 42°, hyperthermales au-dessus de cette température.

Au point de vue géologique, une eau est dite thermale lorsque sa température dépasse la température moyenne du lieu où elle se trouve. En langage courant, une eau thermale signifie une eau chaude pouvant être employée en pratiques d'hydrothérapie sans réchauffement ou sans refroidissement préalables. Souvent le langage vulgaire qualifie abusivement de stations thermales toutes les localités dotées d'eaux minérales, même lorsque ces eaux sont froides. Cet abus de langage se retrouve dans le vocable officiel « Chambre d'industrie thermale ».

STATIONS	Nombre de Sources	Température (10° 20° 30° 40° 50° 60° 70° 80° 90°)
Divonne	1	
St Galmier	13	
La Roche Posay	3	
Challes	2	
Thonon	1	
Salins (Jura)	1	
Martigny	2	
Vittel	4	
Contrexéville	4	
La Mouillière-Besançon	1	
Orezza (Corse)	1	
Pougues	5	
La Bauche	1	
Forges-les-Eaux	3	
Pierrefonds	1	
Évian	7	
Biarritz-Briscous	1	
Bussang	3	
Enghien	9	
Vals	150	
Allevard	1	
Salies-de-Béarn	2	
Aulus	5	
St Alban	4	
Niederbronn	1	
Le Boulou	3	
Barbazan	3	
Cambo	2	
St Amand	5	
Capvern	2	
St Christau	5	
Bagnoles de l'Orne	2	
Uriage	1	
St Honoré	5	
Alet	5	
Eaux-Bonnes	8	
Salins-Moutiers	2	
Brides	1	
Gréoux	2	

Fig. 20. — Température des principales sources françaises (A).

Pour une même station, la température des sources s'échelonne entre l'extrémité du trait noir et celle de la ligne hachurée.

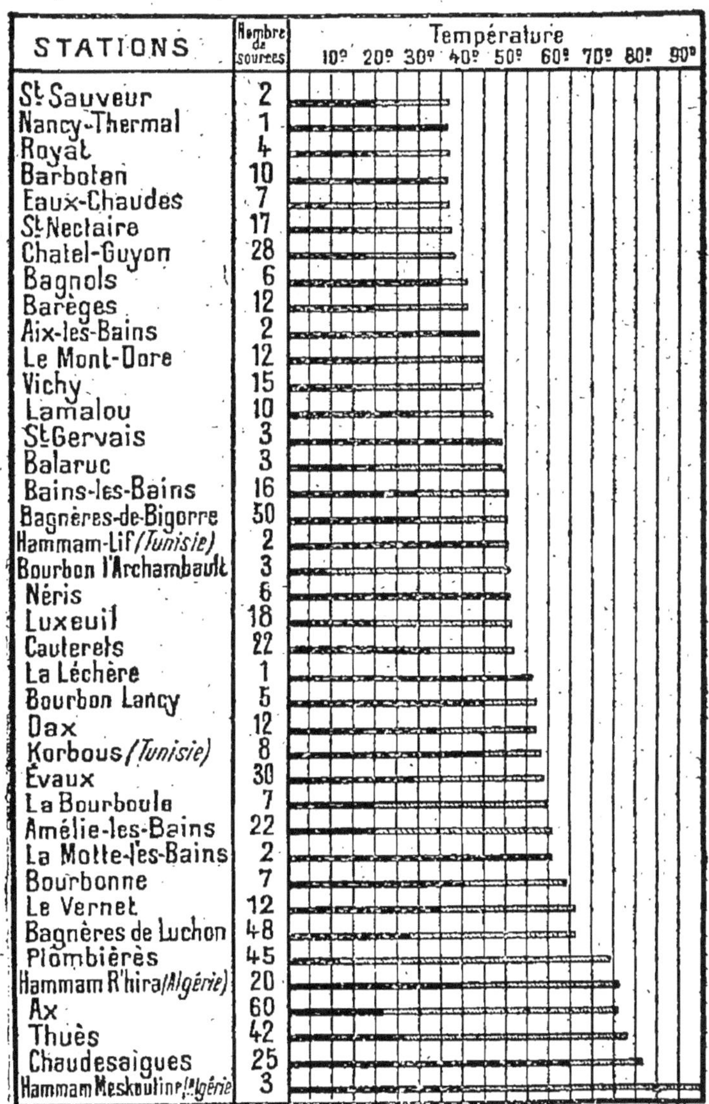

Fig. 21. — Température des principales sources françaises (B).

Pour une même station, la température des sources s'échelonne entre
l'extrémité du trait noir et celle de la ligne hachurée.

La France possède toute une gamme de sources hydrominérales dont les températures vont de 5° à 80° ; nos figures 20 et 21 donnent le classement des principales stations au point de vue de la température (1).

Les eaux thermales et hyperthermales sont toutes des eaux d'origine profonde (page 18). Elles apportent à la surface du sol une quantité de chaleur parfois considérable, lorsque le débit de la source est abondant. De Launay a calculé que les eaux thermales françaises abandonnent par minute 1.168.435 grandes calories, ce qui correspond pour une année (la combustion d'un kilogramme de houille dégageant environ 6.000 calories) à la chaleur développée par la combustion de plus de cent mille tonnes de houille.

Parmi les sources thermales exploitées en France, qui dégagent le plus grand nombre de calories, de Launay cite en première ligne Aix-les-Bains, dont les 2.100 litres d'eau à 45° débités par minute fournissent 94.500 calories et Salins-Moutiers qui apporte 87.516 calories par minute avec 2.431 litres d'eau à 36°. Viennent ensuite Bagnères-de-Bigorre (59.095 calories), Amélie-les-Bains (48.400 calories) et Gréoux (42.000 calories).

Les eaux tempérées sont des eaux thermales qui ont parcouru un long trajet souterrain ou qui se sont mélangées à des sources froides. Des sources prenant leur origine au même niveau peuvent suivre des failles qui se ramifient et apparaître en des points plus ou moins éloignés, avec des températures différentes ; en général, l'eau la moins chaude est en même temps la moins minéralisée, une certaine quantité de sels s'étant précipitée pendant le refroidissement.

(1) L'excellent *Précis d'hydrologie médicale* de X. Arnozan et H. Lamarque (Doin, éditeur, 1913) donne un tableau analogue des principales sources d'Europe. Nous nous en sommes inspirés.

Les eaux froides sont des eaux d'origine superficielle ou des eaux profondes ayant suivi un long parcours dans des terrains proches de la surface de la terre.

IMPORTANCE THÉRAPEUTIQUE. — Le degré de thermalité d'une eau minérale présente un intérêt au point de vue de l'emploi thérapeutique qui est fait de cette eau.

L'eau très froide, ingérée à doses élevées, provoque au niveau de la muqueuse de l'estomac des réactions circulatoires qui peuvent être dangereuses. C'est pourquoi certaines eaux minérales froides sont artificiellement tiédies avant d'être bues. Ce réchauffement peut altérer les propriétés natives de l'eau en modifiant les caractères de la solution des sels qu'elle contient.

Inversement, les eaux très chaudes doivent être nécessairement refroidies avant d'être ingérées. Ce refroidissement entraîne une déperdition de gaz et la précipitation d'une partie des éléments minéraux. Il est avantageux de réaliser rapidement le réchauffement ou le refroidissement des eaux, par addition d'un peu d'eau très chaude ou très froide, plutôt que de les laisser se faire à l'air libre, méthode qui entraînerait des pertes de gaz, de radio-activité, etc.

Certaines stations corrigent en cavités closes la température des eaux, au moyen de serpentins ou de radiateurs. Mais l'avantage reste aux eaux qui ont la température optima. Ce sont celles dont la température est voisine de la température du corps. Ces eaux peuvent être bues immédiatement dès leur sortie du griffon. Elles ont l'avantage d'être utilisées avant d'avoir subi aucune modification dans la nature de leurs solutions et aussi celui d'exercer sur la muqueuse gastrique le traumatisme thermique minimum.

En applications externes, les eaux dont la température va de 35° à 38° peuvent de même être em-

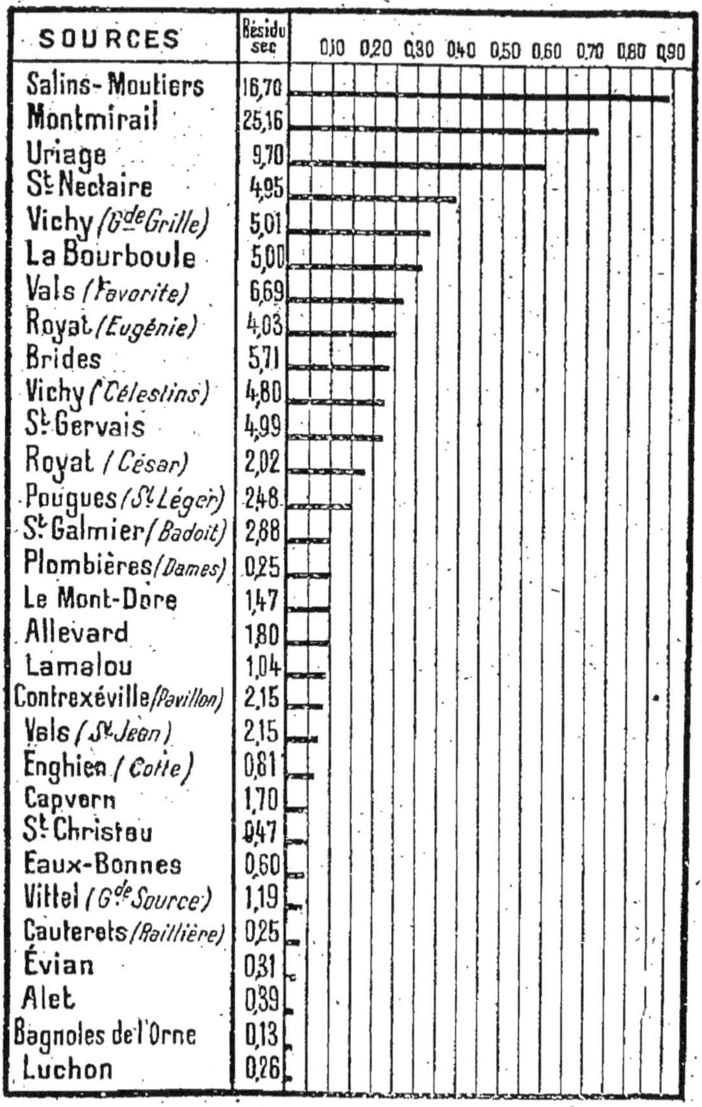
SOURCES
Résidu sec
0,10 0,20 0,30 0,40 0,50 0,60 0,70 0,80 0,90
Salins-Moutiers 16,70
Montmirail 25,16
Uriage 9,70
St Nectaire 4,95
Vichy (Gde Grille) 5,01
La Bourboule 5,00
Vals (Favorite) 6,69
Royat (Eugénie) 4,03
Brides 5,71
Vichy (Célestins) 4,80
St Gervais 4,99
Royat (César) 2,02
Pougues (St Léger) 2,48
St Galmier (Badoit) 2,88
Plombières (Dames) 0,25
Le Mont-Dore 1,47
Allevard 1,80
Lamalou 1,04
Contrexéville (Pavillon) 2,15
Vals (St Jean) 2,15
Enghien (Cotte) 0,81
Capvern 1,70
St Christau 0,47
Eaux-Bonnes 0,60
Vittel (Gde Source) 1,19
Cauterets (Raillière) 0,25
Évian 0,31
Alet 0,39
Bagnoles de l'Orne 0,13
Luchon 0,26

Fig. 22. — Point cryoscopique de quelques sources françaises (d'après X. Arnozan et H. Lamarque).

ployées directement, avec la totalité de leurs gaz, sans perte de leur radio-activité et avec un grand nombre de molécules salines à l'état de dissociation. Elles ont encore toute l'activité thérapeutique, que ne conservent plus au même degré les eaux qui ont dû être chauffées ou refroidies avant leur emploi.

§ 3. — TONICITÉ.

Nous avons dit (page 45) que chaque eau minérale présente un point cryoscopique Δ qui mesure sa pression osmotique, c'est-à-dire sa concentration en particules (molécules et ions) dissoutes.

Nous reproduisons (fig. 22) un tableau emprunté à Arnozan et Lamarque indiquant le point cryoscopique d'un certain nombre de sources françaises.

La valeur du point cryoscopique d'une eau minérale est importante à considérer, car c'est elle qui conditionne la traversée de l'eau dans le tube digestif et son absorption par la muqueuse gastrique et la muqueuse intestinale.

Le contenu gastrique est évacué dans le duodénum lorsqu'il possède un point cryoscopique qui est égal à — 0°38.

Une eau minérale dont le point cryoscopique se rapproche de — 0°38 ne séjournera donc qu'un temps très court dans l'estomac et passera rapidement dans l'intestin. Elle pourra, sans risque de provoquer une dilatation stomacale, être bue à des doses élevées et rapprochées les unes des autres. Et elle arrivera au contact de la muqueuse intestinale sans avoir subi d'importantes modifications.

A ce niveau, elle sera absorbée. Le point cryoscopique du sérum sanguin est en effet égal à — 0°56, c'est-à-dire que l'eau que nous considérons est hypotonique par rapport au sérum sanguin. Il en résulte qu'il s'établira, en vertu des lois de l'osmose (page 45), un courant du liquide le moins concentré vers le liquide le plus concentré, c'est-à-dire de l'eau minérale vers le sang.

Il en va différemment lorsque l'eau minérale présente un point cryoscopique inférieur ou supérieur à — 0°38, c'est-à-dire lorsqu'elle est hypo ou hypertonique par rapport à la concentration moléculaire optima du contenu gastrique pour son évacuation.

Une eau dont le point cryoscopique est inférieur à — 0°38 (c'est-à-dire est compris entre 0°00 et — 0°38) n'est pas immédiatement chassée de l'estomac, puisque l'évacuation ne se produit que lorsque le point cryoscopique du contenu gastrique est voisin de — 0°38. Comme cette eau est en même temps hypotonique par rapport au sérum sanguin ($\Delta =$ — 0°56), elle est absorbée à travers la muqueuse de l'estomac. L'absorption est d'autant plus rapide que l'écart entre les deux points cryoscopiques est plus grand. Elle se continue jusqu'à ce que le contenu gastrique ait atteint — 0°38, ce qui ne se produit qu'après l'absorption presque totale de l'eau.

Par conséquent une telle eau passera presque totalement dans la circulation ; mais, en raison de son séjour prolongé dans l'estomac, elle devra être bue lentement, à doses fractionnées et espacées.

Le même séjour dans la cavité gastrique et la même absorption par la muqueuse de l'estomac se produiront encore si l'eau minérale a un point cryoscopique compris entre — 0°38 et — 0°56.

Mais, s'il s'agit d'une eau dont le point cryoscopique est supérieur à — 0°56, c'est-à-dire d'une eau hypertonique par rapport au sérum sanguin, l'absorption ne se fait plus. Il s'établit au contraire un courant allant du sérum vers l'eau, par conséquent une exsudation à travers la muqueuse gastro-intestinale. L'effet produit est un effet purgatif. Il est obtenu avec toutes les eaux à tension osmotique élevée, quel que soit l'élément minéral en dissolution.

Le caractère d'hypo ou d'hypertonicité d'une eau minérale rend compte aussi des effets que cette eau peut produire lorsqu'elle est, non plus ingérée, mais mise en contact avec une muqueuse tégumentaire par le moyen de pratiques hydrothérapiques telles. que l'entéroclyse, la douche vaginale, la douche naso-pharyngienne et le gargarisme.

Une eau isotonique ne provoque aucun phénomène d'osmose. Une eau hypotonique est résorbée, imbibe la muqueuse et lui apporte des éléments minéraux. Une eau hypertonique détermine une exsudation et déshydrate la muqueuse et les tissus sous-jacents.

Suivant les effets thérapeutiques qu'il veut obtenir, le médecin utilise, en application sur les muqueuses, l'une ou l'autre variété de ces eaux.

Les considérations qui précèdent et qui sont classiques, supposent démontrées les lois de Van't Hoff et de Raoult (pages 45 et 47), d'après lesquelles la pression osmotique d'une solution est proportionnelle à la concentration moléculaire du corps dissous, et le rapport reste constant entre la concentration moléculaire et la tension superficielle des solutions.

Gabriel Perrin (de Royat), reprenant la théorie de Traube (p. 47), trouve dans le seul écart entre la tension superficielle de l'eau minérale et la tension superficielle du sérum sanguin la justification des différences d'absorption de cette eau minérale.

L'eau est d'autant plus rapidement absorbée que sa tension superficielle est plus faible par rapport à celle du sérum sanguin, celle-ci étant voisine de 7 mg. 65. Inversement les eaux minérales de tension superficielle supérieure à celle du sérum déterminent une attraction de celui-ci dans l'intestin, et par suite ont un effet purgatif. Cette attraction est d'autant plus grande que la différence de tension superficielle entre la solution saline et le sérum sanguin est elle-même plus considérable.

Il conviendrait donc, dans l'étude des eaux minérales, d'attribuer une importance moins grande qu'on ne le fait habituellement au degré de concentration moléculaire mesuré par le point cryoscopique et de tenir un plus large compte de la valeur de la tension superficielle.

§ 4. — RADIO-ACTIVITÉ.

On appelle radio-activité la propriété que possède un corps d'émettre spontanément des particules matérielles capables d'impressionner une plaque photographique, de rendre fluorescentes certaines substances placées dans leur voisinage, de rendre l'air et les gaz conducteurs de l'électricité, d'engendrer de la chaleur et d'exercer sur l'organisme vivant une action physiologique que nous préciserons plus loin.

Dans un livre très intéressant publié au cours de l'impression du présent ouvrage, Piéry (de Lyon) et Milhaud donnent la définition suivante : « Les corps radio-actifs sont des corps simples qui constituent une source spontanée d'énergie, manifestée sous forme d'un rayonnement spécial » (1).

Les eaux minérales sont douées de cette propriété radio-active, à un degré qui est variable suivant les sources, mais qui est en général de beaucoup supérieur à la radio-activité des sources ordinaires, c'est-à-dire à la radio-activité minime répandue dans tout l'univers.

La radio-activité des eaux minérales est la conséquence de la nature géologique des terrains traversés.

L'étude de la radio-activité des eaux minérales et de leurs gaz a été poursuivie, après la découverte

(1) M. PIÉRY et M. MILHAUD, *Les eaux minérales radio-actives*. Doin, éditeur, 1924 ; avec une préface du professeur J. Teissier.

de Becquerel et Curie, par un grand nombre d'auteurs, notamment, à l'étranger, par Thomson, Pochettino et Sella, etc. ; en France, par Curie et Laborde, Bouchard et Desgrez, Blanc, Moureu et Lepape, Brochet, Loisel, Nogier, Préry et Milhaud, etc., etc.

Radio-activité en général. — Certains métaux, qui semblent être des produits de désintégration de

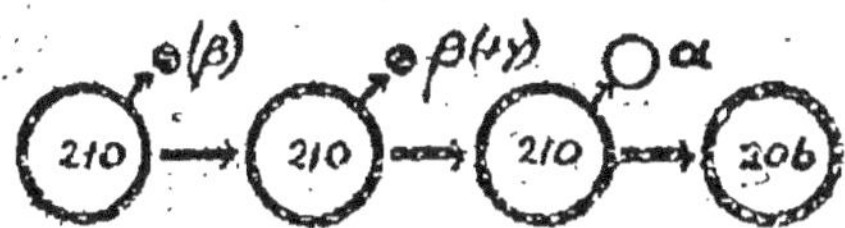

Fig. 23. — Série de désintégration de l'uranium et du radium (d'après Soddy).

l'uranium, se détruisent en un temps qui va de 29 ans (actinium) à 2.500 ans (radium) et à plusieurs milliards d'années (thorium), en émettant des particules ou rayons désignés sous les noms de rayons α, β et γ, et en se transformant ainsi en une série de nouveaux corps qui eux-mêmes continuent à se désintégrer en abandonnant à leur tour des rayons α, β ou γ.

Dans les schémas ci-contre, nous indiquons, d'après F. Soddy, la série des désintégrations des corps

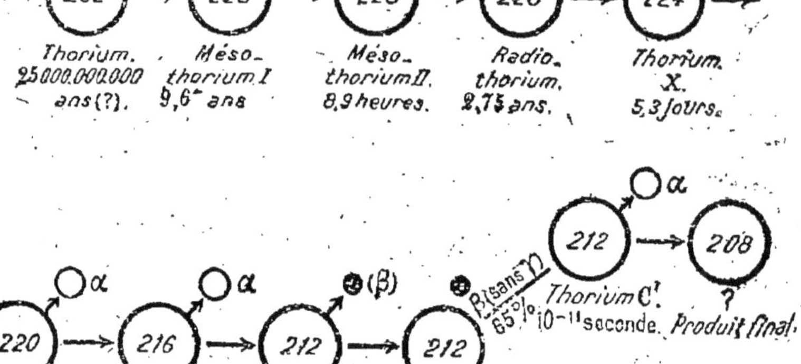

Fig. 24. — Série de désintégration du thorium (Soddy).

radio-actifs, la durée de vie de chacun de ces corps et la nature des particules émises à chaque étape.

La particule α est un atome d'un gaz, l'hélium. Le nombre de particules α émises par un corps radio-actif est immense : un milligramme de bromure de radium (F. Soddy) en expulse chaque seconde plus de 150 millions, chacune étant projetée à la vitesse, dans le vide, de 16 à 20.000 kilomètres par seconde.

La particule β est un électron, c'est-à-dire un atome

d'électricité séparé de toute matière. Sa masse n'est que la millième partie de la masse de l'atome d'hydrogène, qui a été pendant longtemps la plus petite particule connue. Sa vitesse approche de celle de la lumière (300.000 kilomètres par seconde).

Lorsque ces particules rencontrent un objet, elles se déposent à sa surface. L'objet devient radio-actif : il est dit chargé de *radio-activité induite*. La radio-

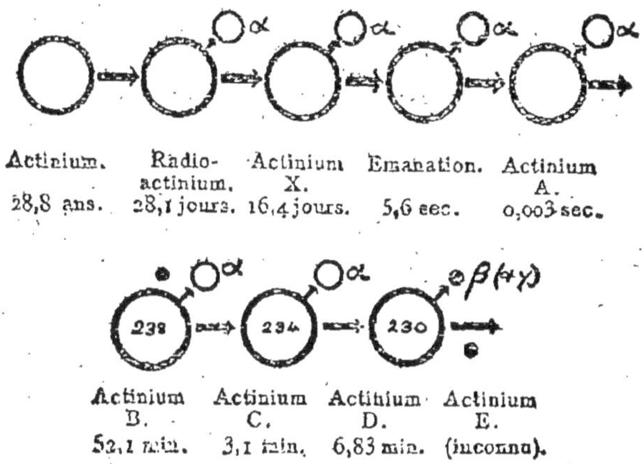

Fig. 25. — Série de désintégration de l'actinium (Soddy).

activité induite se détruit rapidement, en diminuant de moitié toutes les trente minutes environ. Elle a cependant été étudiée, et a servi à A. Lepape pour la recherche difficile de l'émanation du thorium dans les eaux minérales.

Radio-activité des eaux minérales. — La radio-activité des eaux minérales tient à la présence :

a) D'émanation du radium (fig. 23), lequel est un gaz se réduisant de moitié en un peu moins de quatre jours en émettant des rayons α ; cette émanation est la cause habituelle de la radio-activité des eaux minérales ;

b) De dérivés du thorium (fig. 24), en particulier d'émanation du thorium; gaz se détruisant de moitié en 54 secondes ;

c) Probablement de dérivés de l'actinium (fig. 25), plus particulièrement d'émanation de l'actinium, qui est aussi un gaz, mais qui se détruit de moitié en moins de 4 secondes ;

d) De radio-activité induite ;

e) Exceptionnellement d'un sel de radium dissous (eaux de Kreuznach, Vichy, Luxeuil, Néris, Santenay, Salins-Moutiers, Sail, Bagnoles, etc.). D'ordinaire il se dépose entièrement dans les boues et sédiments.

Les sources françaises les plus radio-actives sont la source Lepape de Luchon et la source Choussy de La Bourboule. Parmi les sources qui dégagent des gaz spontanés radio-actifs citons : La Bourboule, Luchon, Plombières, Evaux, Néris, Bourbon-Lancy, Vichy, Santenay, etc. (1). La radio-activité n'est pas parallèle à la température des eaux.

Piéry et Milhaud divisent les eaux minérales en deux groupes : les eaux radio-actives proprement dites, dont la radio-activité paraît être la qualité dominante (Plombières, etc.); et les eaux « secondairement radio-actives » dans lesquelles elle est une qualité contingente, la composition chimique expliquant déjà l'action thérapeutique (La Bourboule, Luchon, etc.).

DURÉE DU POUVOIR RADIO-ACTIF. — L'eau minérale reste radio-active aussi longtemps que la substance radio-active qu'elle contient n'est pas détruite.

Si elle possède des sels de radium en dissolution,

(1) Voir Adolphe LEPAPE, *Les données numériques actuelles sur la radio-activité des sources thermales françaises.* Annales de l'Institut d'Hydrologie, t. II, nº 1, janvier, 1924. — Voir aussi l'ouvrage précité de PIÉRY et MILHAUD et son Index bibliographique.

son pouvoir radio-actif peut être considéré comme ayant une durée indéfinie. Mais le cas est exceptionnel.

L'émanation du radium, qui est la substance la plus habituellement présente, maintient la radio-activité de l'eau pendant quelques jours.

L'émanation du thorium et l'émanation de l'actinium, ayant une vie très courte, disparaissent en quelques minutes. Lorsque c'est à ces émanations que l'eau minérale doit sa radio-activité, celle-ci ne se manifeste que pour l'eau utilisée immédiatement à la source : elle a disparu quand l'eau a été embouteillée et transportée ou lorsqu'elle a été accumulée dans des réservoirs avant son utilisation.

Distance a laquelle s'exerce le pouvoir radio-actif. — On peut admettre qu'un atome d'émanation diffusant dans l'air parcourt environ un millimètre par seconde.

Les atomes d'émanation du radium, qui vivent pendant plusieurs jours, peuvent donc diffuser dans l'atmosphère à une assez grande distance de la source, jusqu'à plusieurs centaines de mètres.

De l'émanation du thorium, cinquante atomes sur cent ont disparu au bout de 54 secondes, c'est-à-dire que le pouvoir radio-actif aura diminué de moitié à 5 cm. 4 de la surface de l'eau. Il sera réduit des trois quarts à 10 cm. 8, des sept huitièmes à 16 centimètres, et ainsi de suite.

Quant à l'émanation de l'actinium, elle n'agit plus au delà d'une distance de quelques millimètres.

Mesure de la radio-activité. — La mesure de la radio-activité peut être exprimée en milligrammes-minutes (N) ou en curies.

Mesurée en *milligrammes-minutes*, l'unité N est la quantité d'émanation dégagée dans dix litres d'air en une minute par un milligramme de bromure de radium. Si l'on dit par exemple, que les gaz d'une source hydrominérale ont une radio-activité de

25 N, cela signifie que leur radio-activité est égale à celle d'un volume d'air de dix litres dans lequel on aurait maintenu un milligramme de bromure de radium pendant 25 minutes.

Le *curie* est la quantité d'émanation en équilibre avec un gramme de bromure de radium élément, c'est-à-dire la quantité d'émanation dégagée au bout d'un mois en vase clos ; il y a alors équilibre radio-actif, la quantité d'émanation qui se détruit dans l'unité de temps étant égale à la quantité engendrée. Cette quantité étant hors de proportion avec celle qu'on observe dans les eaux minérales, on exprime cette dernière en millimicrocuries, le millimicrocurie étant la quantité d'émanation en équilibre avec un milliardième de gramme de bromure de radium. Un milligramme-minute équivaut à 7,34 millimicrocuries.

On tient compte aussi dans les définitions des sources de leur *puissance radio-active* (Brochet, Laborde, Lepape) qui s'exprime par le poids de radium capable de soutenir le débit total permanent de cette source en émanation. Cette puissance radio-active est exactement proportionnelle (Frenkel) à l'*horo-radio-activité*, quantité d'émanation dégagée en une heure.

On a établi, pour la plupart des sources hydrominérales, la valeur de leur radio-activité due à l'émanation du radium. Depuis que, à la suite des premiers travaux effectués par le baron Blanc sur les eaux minérales d'Aix-les-Bains et de Salins-Moutiers, on connaît la part qui revient au thorium et à l'actinium, de nombreuses recherches ont été faites pour déterminer le pouvoir radio-actif réel des eaux minérales au griffon même. Bien que les résultats soient encore incomplets, on possède déjà de très nombreux et très importants documents. Certains ouvrages (Lepape, Piéry et Milhaud, etc.) donnent des tableaux comparatifs très intéressants. Une revision générale des caractéristiques des eaux minérales, aussi bien à ce point de vue qu'à d'autres, est en cours d'exécution à l'Institut d'Hydrologie et Climatologie dans les laboratoires des professeurs Moureu, Desgrez, Bordas, Urbain, etc.

ACTION PHYSIOLOGIQUE. — La cellule vivante est tuée par les fortes doses de radiation venant la toucher ou la traverser. Soumise au contraire à l'action de radiations discrètes, la cellule est excitée dans ses fonctions de nutrition, de sécrétion et de reproduction. Sa vitalité est accrue, et aussi sa résistance aux influences destructives qui peuvent s'exercer à son détriment.

Administrée aux doses contenues dans les eaux minérales, la radio-activité manifeste ses effets stimulants tout particulièrement sur les globules rouges du sang, sur les glandes à sécrétion interne, sur le système nerveux et sur la nutrition générale.

a) Les globules rouges se multiplient, cette action semblant surtout le fait du thorium ; l'activité des globules blancs est augmentée.

b) Les glandes à sécrétion interne, en particulier les capsules surrénales, sont stimulées. En raison des rapports synergiques qui relient les diverses glandes endocrines entre elles et avec le système nerveux végétatif, il en résulte une activation et une régularisation des fonctions du sympathique et du parasympathique.

c) Le système nerveux en général est fortifié et l'excitation pathologique est calmée.

d) Sur la nutrition générale, on constate une augmentation de la consommation d'oxygène et de l'élimination de l'urée et de l'acide urique, en même temps qu'une diminution de l'acide urique sanguin.

UTILISATION THÉRAPEUTIQUE ET MODES D'APPLICATION. — Ces actions physiologiques de la radio-activité justifient l'emploi des eaux minérales radio-actives dans les anémies, dans les affections rhumatismales chroniques, dans toutes les maladies par ralentissement de la nutrition (goutte, diabète, obésité) ; dans les insuffisances fonctionnelles endocriniennes avec hypotension vasculaire liée à un trouble surrénal ou qui s'accompagnent d'un déséquilibre sympathique, enfin dans tous les états de dépression nerveuse et dans les manifestations douloureuses tenant à une lésion du système nerveux (névrites, névralgies, douleurs fulgurantes du tabes).

L'eau radio-active agit par ingestion ou par inhalation. Le bain prolongé facilite l'absorption, car, pendant toute sa durée, le malade respire un air chargé d'émanation.

Cette inhalation d'émanations radio-àctives est un des éléments importants de l'action des étuves romaines de Plombières (Voir, hors texte, la planche V, p. 106-107), de l'inhalatorium de Bourbon-Lancy, des salles d'inhalation du Mont-Dore (Voir, hors texte, la planche VI, p. 106-107), de La Bourboule, etc.

RÉACTIVATION. — On a proposé de restituer aux eaux minérales devenues inertes leurs propriété radioactives en y ajoutant des sels radio-actifs. On trouve dans le commerce des comprimés et des liquides radioactifs que l'on peut utiliser lorsqu'on est dans l'impossibilité d'employer l'eau minérale au griffon. Les effets de ces eaux sont d'ailleurs inférieurs à ceux des eaux radioactives utilisées dès leur émergence.

RADIO-ACTIVITÉ ET IONISATION DES EAUX MINÉRALES. — Le nombre des molécules salines dissociées en leurs ions constitutifs augmente dans une solution radio-active. Parallèlement, la pression osmotique s'élève (p. 45).

Inversement la concentration ionique et la tension osmotique diminuent lorsque la radio-activité de la solution disparaît.

Une eau minérale contient donc d'autant plus d'ions

en liberté qu'elle est plus radio-active, et ces ions se combinent pour former des molécules salines entières à mesure que le pouvoir radio-actif s'affaiblit.

Nous trouvons là encore une confirmation de ce que nous avons déjà dit, à savoir qu'une eau minérale transportée devient très différente de l'eau utilisée à la source, qu'elle modifie la constitution moléculaire intime des principes minéraux qu'elle contient en dissolution, et que par conséquent ses propriétés pharmacodynamiques sont changées.

§ 5. — ÉLECTRICITÉ.

Vers le milieu du siècle dernier, il fut de mode d'attribuer à l'électricité la plus large part dans l'action que les eaux minérales exercent sur l'organisme humain. Puis une réaction se manifesta et on dénia toute valeur à l'électricité des eaux minérales. Essayons d'esquisser une solution de ce problème.

Nous savons que les solutions d'électrolytes possèdent les propriétés d'un conducteur électrique ; nous savons aussi qu'un corps radio-actif rend conducteurs de l'électricité les gaz soumis à son influence.

Les eaux minérales, qui, à leur émergence, sont radio-actives et contiennent un grand nombre de molécules salines dissociées en ions, se trouvent donc dans des conditions qui les rendent susceptibles de se laisser traverser par les courants électriques telluriques. Effectivement (Scoutteten) si les extrémités d'un fil métallique plongées dans une eau minérale sont reliées à un galvanomètre, on constate l'existence d'un courant électrique. Ce courant ne se manifeste plus si l'examen porte sur la même eau transportée depuis plusieurs jours, c'est-à-dire lorsque la radio-activité a disparu et que la concentration ionique est réduite.

Or, si le corps humain est plongé dans une solution saline traversée par un courant électrique, les ions des molécules dissociées pénètrent dans l'organisme à travers la peau. Toute une méthode électrothérapique est basée sur cette propriété.

Il est légitime d'admettre que le même phénomène se passe lorsqu'un malade se baigne dans une eau minérale vierge, sortant du griffon, possédant encore toute sa radio-activité, tous ses ions en liberté et par conséquent bonne conductrice des courants telluriques. Contrairement à ce qui se produit dans un bain d'eau ordinaire non radio-active, non ionisée et mauvaise conductrice des courants électriques, un tel bain d'eau minérale s'accompagne de l'absorption par la peau d'une certaine quantité de principes minéraux.

CHAPITRE VIII

L'EAU MINÉRALE TOTALE. CLASSIFICATIONS

§ 1. — L'EAU MINÉRALE TOTALE.

Tout ce que nous venons d'exposer dans les chapitres précédents sur la composition et les caractères physico-chimiques des eaux minérales montre que celles-ci sont des médicaments très complexes, dont les effets physiologiques et thérapeutiques s'exercent par des modes d'action variés, pouvant parfois se compléter, parfois au contraire s'opposer et se neutraliser l'un l'autre.

Pour connaître quelle action une eau minérale peut avoir dans un cas donné, il faut tenir compte à la fois de son débit, de sa température, de son pouvoir osmotique, de sa radio-activité, de la nature et de la proportion de ses éléments constitutifs minéraux, de ses gaz, de l'état sous lequel ses éléments salins se trouvent en dissolution, comme aussi des doses ingérées, des modes et de la durée des applications externes, et enfin des différences qui se manifestent dans les effets sur un sujet sain et sur un malade.

C'est en envisageant chacune et l'ensemble de ces conditions, que le médecin détermine, entre les diverses sources d'eaux minérales, celle qui convient au malade, et qu'il précise le mode d'emploi qui sera fait de l'eau. Choix délicat et difficile, dans lequel il ne suffit pas de se laisser diriger par un grossier empirisme, par une mode frivole ou par une vogue mondaine, mais qui doit être basé sur des considérations vraiment scientifiques et qui exige toute la sagacité du clinicien averti.

Pour un tel choix, on ne peut s'appuyer uniquement sur une des nombreuses classifications qui ont été proposées.

Les classifications actuellement en usage sont établies le plus souvent sur l'élément salin dominant dans chaque eau minérale ; d'autres sont basées sur l'une des propriétés physiques des eaux ; quelques-unes enfin groupent les sources en considérant leur action thérapeutique principale.

En réalité, aucune de ces classifications ne comporte de cadres assez larges pour y faire entrer exactement une eau minérale quelconque. La même eau peut être à la fois chaude, radio-active, carbo-gazeuse, chlorurée sodique, sulfatée sodique, ferrugineuse ; et, suivant le mode d'emploi, elle sera diurétique, purgative, tonique, résolutive, etc. Si l'un de ses éléments constitutifs semble dominant, les autres principes qu'elle contient ne sont pas négligeables, car leur présence peut modifier les propriétés que lui conférait l'élément dominant et nuancer les indications thérapeutiques de la station.

Chaque eau minérale doit être étudiée en définissant ses éléments et ses caractères physico-chimiques, suivant certains principes que nous détaillerons à la fin de ce chapitre. D'autre part le médecin doit déterminer quels sont les besoins de l'organisme malade qui seront satisfaits par le ou les éléments pouvant être présents dans une eau minérale, et aussi quels autres éléments sont nuisibles dans le cas considéré. En d'autres termes, il faut préciser les indications et les contre-indications élémentaires dans un cas clinique donné. Après quoi il est facile, par la mise en parallèle des nécessités biologiques du malade et des possibilités thérapeutiques d'une eau minérale, de dire si cette eau convient à ce malade et pourquoi elle lui convient.

C'est ce que nous nous appliquerons à déterminer dans la seconde partie de cet ouvrage.

§ 2. — CLASSIFICATIONS CHIMIQUES.

Malgré les réserves que nous venons de formuler, nous avons le devoir de présenter ici une classification chimique, en raison de la place importante que les classifications basées sur la teneur des eaux en principes salins ont tenue dans les progrès de la science hydrologique, et aussi en raison des habitudes prises, qui entraîneront les médecins, y compris nous-mêmes, à caractériser volontiers les eaux par leur définition chimique.

Plusieurs classifications chimiques jouissent d'une certaine notoriété. Ne pouvant les reproduire toutes, nous reproduirons celle de Charles Moureu, en y intercalant quelques données relatives à la température et des notions empruntées aux classifications d'Arnozan et Lamarque (Collection Testut), de Gilbert et Yvon (Formulaire), de Linossier (Collection Sergent), etc.

Une classification chimique est basée sur la prédominance, dans l'eau, de certains éléments. Partant de ce principe, les eaux minérales peuvent être divisées en cinq grandes classes, dont les quatre premières comportent elles-mêmes des sous-classes et des familles. Ce sont :

1° la classe des chlorurées,
2° la classe des sulfurées,
3° la classe des sulfatées,
4° la classe des bicarbonatées,
5° une classe de sources diverses n'entrant pas dans les cadres précédents.

I. **Classe des Chlorurées.** — L'élément dominant est le chlorure de sodium. Les éléments associés sont représentés par des chlorures, sulfates et bicarbonates alcalins et alcalino-terreux, souvent des bro-

mures et des iodures, parfois des sulfures, et accessoirement de la lithine et du fer. Certaines sources
contiennent du gaz acide carbonique libre. Leur
thermalité est variable. La minéralisation totale
varie de quelques décigrammes à plusieurs centaines
de grammes, mais toujours avec prédominance de
chlorure de sodium.

La classe comprend trois sous-classes : les eaux
chlorurées sodiques simples, les chlorurées sulfatées
et les chlorurées sulfatées sulfurées.

1º CHLORURÉES SODIQUES SIMPLES. — Elles peuvent être très ou peu minéralisées.

Les eaux très minéralisées (plus de 10 grammes de
NaCl par litre) sont en majorité des eaux froides,
et, dans ce cas, d'origine superficielle, par lessivage
de gîtes de sel gemme. Ce sont par exemple les eaux
de Salies-de-Béarn (14º), de Biarritz-Briscous (14º),
de Salins-du-Jura (11º), de Salies-du-Salat (17º) ;
l'eau de mer, dont dérivent indirectement toutes
ces eaux, appartient chimiquement au même groupe.
A ne considérer que sa teneur en chlorure de sodium,
Salins-Moutiers s'y placerait aussi.

Les eaux peu minéralisées (moins de 10 grammes
par litre) sont en général chaudes et d'origine profonde ; leur radio-activité est élevée. Rentrent dans
cette catégorie : Bourbon-Lancy (46º à 58º, gaz
radio-actifs, hélium), Balaruc (48º), Maizières (10º,
lithine, hélium, gaz radio-actifs), Luxeuil (31º à 52º,
gaz radio-actifs), Acqui (38º à 50º), Baden-Baden
(45º à 65º), Kissingen (10º à 20º), Rackoczy-Wies-
baden (35º à 69º), Seltz en Hesse-Nassau (17º),
Bourbon-l'Archambault (11º à 52º), etc.

2º CHLORURÉES SULFATÉES. — Dans cette classe
on trouve : Bourbonne-les-Bains (45º à 60º, lithine),
Santenay (10º à 18º, lithine), Salins-Moutiers (35º,
acide carbonique libre, azote, gaz radio-actifs),
Baden (Suisse) (41º à 52º). Brides-les-Bains, certai-

nes sources de Saint-Gervais et plusieurs autres sources sulfatées s'apparentent à ce groupe.

3° Chlorurées sulfatées sulfurées. — La sulfuration paraît due à une réduction des sulfates. Les sources principales sont celles d'Uriage (27°), de Saint-Honoré (24° à 30°), d'Aix-la-Chapelle (45° à 55°), de Nancy-Thermal (36°), la source du torrent à Saint-Gervais.

II. **Classe des Sulfurées** (ou sulfureuses). — L'élément dominant est le soufre, à l'état de sulfure, de sulfhydrate ou d'hyposulfite de soude ou de chaux, ou d'hydrogène sulfuré. Ces eaux sont très altérables à l'air. On trouve une notable proportion de chlorure de sodium dans les sulfurées sodiques : cet élément fait défaut dans les sulfurées calciques.

On peut distinguer quatre sous-classes : les eaux sulfurées sodiques simples, les chloro-sulfurées sodiques, les sulfurées dégénérées et les sulfurées calciques.

1° Sulfurées sodiques simples. — Ces eaux sont ordinairement chaudes et faiblement minéralisées. Les plus importantes se rencontrent sur le versant français des Pyrénées : Cauterets (24° à 58°), Eaux-Chaudes (11° à 36°), Barèges (24° à 45°), Saint-Sauveur (22° à 34°), Bagnères de Luchon (35° à 66°), Ax (Ariège) (22° à 77°), Amélie-les-Bains (36° à 61°), le Vernet, etc.

2° Chloro-sulfurées sodiques. — Elles sont plus minéralisées que les précédentes, surtout à cause de la présence de chlorure de sodium. La plupart sont froides. Le groupe, qui s'apparente chimiquement aux chlorurées sulfatées sulfurées, comprend : Eaux-Bonnes (12° à 23°), Gazost (12° à 14°), Labassère (12° à 13°), Challes (10°5, la source la plus riche en sulfure de sodium), Marlioz, Dolaincourt (près de Neufchâteau, Vosges), etc.

3° Sulfurées dégénérées. — Ces eaux, dont les

sources d'Aix-les-Bains (45° à 46°5) sont les plus connues et les plus importantes, ont subi, avant d'arriver au griffon, un commencement d'oxydation qui a transformé le sulfure en hyposulfites et en sulfates. Arnozan et Lamarque donnent le qualificatif de sulfureuses dégénérées aux eaux de La Preste (44°) faiblement minéralisées, « chez lesquelles l'alcalinité a plus d'importance que le sulfure : 0 gr. 07 de silicate de soude ».

4° SULFURÉES CALCIQUES, dites aussi *sulfhydriquées* ou *sulfurées accidentelles*. La plupart des sources sont froides et se trouvent dans la plaine. Les sulfures y sont remplacés par des hyposulfites, en raison de processus d'oxydation. Nous signalerons : Enghien (10° à 14°), Allevard (16°), Cambo (15° et 23°), Castera-Verduzan (25°), etc.

III. Classe des sulfatées. — Suivant la nature des sulfates, on distingue deux sous-classes : les sulfatées sodiques ou magnésiennes, et les sulfatées calciques.

1° SULFATÉES SODIQUES OU MAGNÉSIENNES. — Ce sont des eaux superficielles froides, qui se minéralisent par lessivage de gisements de sulfates. Elles sont laxatives ou purgatives et on les considère d'ordinaire comme susceptibles d'être remplacées par des solutions artificielles ; toutefois, l'action de celles-ci n'est pas toujours aussi satisfaisante.

Parmi les eaux peu minéralisées de ce groupe, prennent place les eaux de Miers (15°) et de Montmirail (16°). Certaines eaux étrangères sont plus minéralisées : Rubinat, Carabana, Birmenstorf, Hunyadi-Janos, Sedlitz, Pullna, etc.

2° SULFATÉES CALCIQUES, dites aussi *séléniteuses*. Froides ou chaudes, ces eaux ont en général une faible minéralisation, due surtout au sulfate de chaux et accessoirement au sulfate de magnésie, aux bicarbonates de chaux et de fer, à la lithine et à des matières organiques.

Les plus connues sont les sources froides du bassin des Vosges (Contrexéville, Martigny, Vittel), les eaux de Capvern (21º à 24º), celles de Bagnères-de-Bigorre (28º à 51º), d'Aulus (17º), de Saint-Amand (26º), de Bath (Angleterre) (43º à 48º), de Lucques (Italie) (39º à 54º), etc.

Les eaux de Dax (sulfatées mixtes) peuvent être rattachées à cette classe, mais elles méritent plutôt d'être envisagées comme eaux hyperthermales et comme productrices de boues végéto-minérales.

IV. **Classe des bicarbonatées.** — Les eaux bicarbonatées sont riches en bicarbonates et généralement gazeuses (acide carbonique libre). Elles s'altèrent rapidement à l'air.

Plusieurs sous-classes peuvent être établies, d'après la prédominance considérable de certains bicarbonates ou la présence notable d'autres sels. C'est ainsi que l'on décrit : les bicarbonatées simples, les bicarbonatées chlorurées, les bicarbonatées chlorurées sulfatées (désignées par d'autres auteurs sous le nom de chlorobicarbonatées sulfatées).

1º BICARBONATÉES SIMPLES. — Les bicarbonatées dites simples se subdivisent en sodiques, calciques et mixtes ou sodico-calciques.

a) *Bicarbonatées sodiques.* — Elles constituent un groupe très important par le nombre des sources et par leurs applications thérapeutiques. A côté du bicarbonate de soude, elles contiennent d'autres bicarbonates, quelques sulfates et chlorures, des sels de chaux et de magnésie et de petites quantités de fer, de lithine, d'arsenic et de phosphates.

Le type de ces eaux est représenté par le groupe des eaux du bassin de Vichy (14º à 44º), gazeuses, contenant en moyenne 5 grammes de bicarbonate de soude par litre, et les eaux froides de Vals et du Boulou.

b) *Bicarbonatées calciques.* — Elles sont généralement moins minéralisées que les bicarbonatées sodiques. Quelques-unes sont ferrugineuses. Citons : Alet, Orezza, Wildungen, etc.

c) *Bicarbonatées mixtes*. — Ce groupe, peu homogène en raison des associations d'éléments accessoires variés aux éléments dominants (bicarbonate de soude et bicarbonates terreux), comprend les eaux de Lamalou (15° à 48°), de Saint-Galmier (8° à 12°), de Pougues, de Bussang, de Spa, de Soultzmatt, d'Apollinaris, etc.

2° BICARBONATÉES CHLORURÉES (ou chloro-bicarbonatées). — Caractérisées surtout par l'association du chlorure de sodium aux bicarbonates, ces eaux sont généralement chaudes, et assez fortement minéralisées. Les éléments associés (fer, arsenic, lithine, etc.), sont souvent les plus importants au point de vue thérapeutique.

Le groupe réunit : Royat (20° à 35°), qui contient de la silice, de l'arsenic, du fer et de la lithine ; la Bourboule (19° à 60°), qui nous offre les sources françaises les plus riches en arsenic ; Saint-Nectaire (10° à 44°) dont la minéralisation entraîne chez les malades traités des modifications humorales favorables aux lésions rénales ; Châtel-Guyon (24° à 38°) dont l'action prédominante s'exerce sur l'intestin, Saint-Allyre, Ems, etc.

3° BICARBONATÉES CHLORURÉES SULFATÉES (ou chloro-bicarbonatées sulfatées). — Les plus connues sont, en France, Saint-Aré-Decize, et, en Bohême, Karlovy Vary, Marianské Làznê, Frantiskovy Làznê.

V. **Sources diverses**. — En raison de leur faible minéralisation, ces sources sont appelées : inermes, indéterminées, oligométalliques. Le groupe, très disparate, comprend des eaux qui agissent par leur « pureté » comme celles d'Evian, d'autres dont la minéralisation, quoique faible, peut être thérapeutiquement active à cause de sa complexité, et enfin des sources dont la constitution chimique n'a qu'une valeur insignifiante, mais dont les qualités physiques, notamment la thermalité et la radio-activité, sont de toute première importance.

Signalons, dans cette classe : Evian, Bains-les-Bains, Plombières, Saint-Christau, Dax (boues végéto-minérales), Chaudesaignes, le Mont-Dore, Néris, Bagnoles de l'Orne, certaines sources de Luxeuil, Gastein, etc.

***

Le Professeur A. Gilbert, tout en adoptant une partie des classes ci-dessus exposées, en ajoute quelques-unes, pour isoler certaines eaux qui agissent surtout par un *élément spécial*, abstraction faite de l'élément dominant.

Telles sont les eaux ferrugineuses, les arsenicales, les lithinées, etc.

Les *eaux ferrugineuses* sont dites simples ou mixtes. Simples, elles sont carbonatées ou crénatées, ou bien sulfatées.

Les eaux ferrugineuses carbonatées et crénatées les plus importantes sont : Bussang, Forges-les-Eaux, Orezza, Renlaigue, diverses sources abandonnées (Nancy-Saint-Thiébaut) ou à peu près inutilisées (Saint-Dié, Fontaine-Rouge de Pont-à-Mousson, etc.); à l'étranger, Spa, Saint-Moritz, Pyrmont, etc.

Les ferrugineuses sulfatées les plus connues sont les sources d'Auteuil et l'ancienne source de Passy.

Les ferrugineuses mixtes sont principalement des arsenico-ferrugineuses (source rouge de Saint-Nectaire, Roncegno, Levico) ou des bicarbonatées calciques ferrugineuses (source Dominique à Vals).

Les *sources lithinées* sont, par ordre de richesse décroissante en lithine : Martigny, Santenay-Lithium, Maizières-en-Morvan, Bourbonne, Royat-Saint-Mart, Chatel-Guyon, Saint-Nectaire, Contrexéville, Vichy-

Chomel, Nancy-Thermal, Vittel-Grande-Source. Ces eaux ont, en général, une action thérapeutique importante due à d'autres conditions qu'à leur teneur en lithine.

Les *eaux arsenicales* françaises sont : La Bourboule,

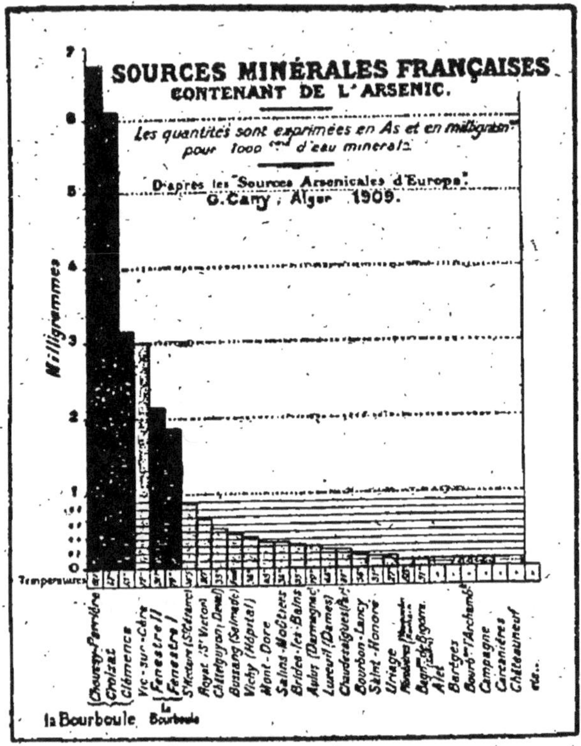

Fig. 26. — Tableau des sources arsenicales françaises.

Cransac, le Mont-Dore, Plombières, Bussang, Vals (Dominique), Royat, St-Nectaire, etc. Sauf pour la première, l'arsenic de ces eaux n'est qu'un élément très accessoire, aussi bien au point de vue chimique qu'au point de vue thérapeutique (fig. 26).

§ 3. — CLASSIFICATIONS MÉDICALES.

D'autres classifications des eaux minérales ont été proposées, non plus d'après la nature des éléments chimiques qu'elles contiennent, mais d'après les effets thérapeutiques que l'on peut attendre de leur emploi.

La plus récente de ces classifications est celle du Dr Paul Blum, chargé de cours à la Faculté de Strasbourg (1). L'auteur poursuit le but de guider les praticiens dans la prescription des cures thermales, en s'appuyant sur les conséquences physiologiques de l'utilisation des eaux et en les aidant à se souvenir de l'action pharmacodynamique des principes actifs dominants.

Il les divise en eaux alcalinisantes, eaux stimulantes, eaux diurétiques, eaux reconstituantes, eaux anticatarrhales, eaux alcalinisantes et stimulantes, eaux diurétiques et stimulantes, eaux énergétiques et boues thermales. Un tableau récapitulatif donne pour chacune des sources principales la température et les constituants dominants de l'eau.

Les *eaux alcalinisantes* comprennent toutes les eaux bicarbonatées : Vals, Vichy, le Boulou, Pougues, etc.

Les *eaux stimulantes* réunissent les eaux chlorurées sodiques en deux sous-groupes de stimulantes fortes (Biarritz, Salies, la Mouillère, Salins-du-Jura, Salins-Moutiers) et de stimulantes faibles (Santenay, Balaruc, Niederbronn, Gréoux, Nancy-Thermal, Bourbon-Lancy, etc.).

Les *eaux diurétiques* sont ou bien des eaux hypominéralisées (Evian, Alet, etc.), ou bien des eaux

(1) Classification nouvelle des eaux thermo-minérales, avec tableau annexe. In *Strasbourg Médical*, mars 1923, et *Précis pratique d'hydrologie thérapeutique*, Librairie Istra, Strasbourg, 1923.

sulfatées calciques (Bagnères-de-Bigorre, Aulus, Martigny, Contrexéville, Vittel, Euzet, Capvern, Ribeauvillé, Wattwiller, etc.).

Les *eaux reconstituantes* sont ferrugineuses, arsenicales, cuivriques ou soufrées, ces dernières se rattachant au groupe des anticatarrhales. Les principales sont : Orezza, Spa, Forges, Renlaigue, Royat, Barbotan, Bussang, La Bourboule, Saint-Nectaire, Saint-Christau et toutes les eaux anticatarrhales.

Les *eaux anticatarrhales* sont représentées par les sulfurées sodiques (Challès, Luchon, Barèges, Cauterets, Amélie, Eaux-Bonnes, La Preste, etc.) et les hydrosulfurées (Enghien, Allevard, Uriage, Aix-les-Bains, Saint-Honoré, Bagnols-de-Lozère).

Les *eaux alcalinisantes et stimulantes* renferment à la fois des bicarbonates et des chlorures. On les trouve à Saint-Nectaire, à Bourbon-l'Archambault, à Vic-le-Comte, à Châtel-Guyon, à Royat et à la Bourboule.

Les *eaux diurétiques et stimulantes* correspondent aux eaux chlorurées sulfatées sodiques et calciques : Mondorf, Bourbonne, Miers, Brides-les-Bains, Saint-Gervais, Decize (Saint-Aré).

Les *eaux énergétiques* sont des eaux généralement peu minéralisées et souvent hyperthermales. Elles se subdivisent en sous-groupes, suivant que leur action se manifeste : sur les affections douloureuses des muscles et des articulations (Aix-les-Bains, Bourbonne, Bourbon-Lancy, Bourbon-l'Archambault, Nancy, Morsbronn, etc.), sur les affections gynécologiques douloureuses (Luxeuil, Ussat, Saint-Sauveur, Eaux-Chaudes, Luchon), sur les affections du cœur et des vaisseaux (Royat, Bains-les-Bains, Bagnols-de-Lozère, Bagnoles-de-l'Orne, Bourbon-Lancy, Spa), sur les affections du système nerveux et les paralysies (Lamalou, Néris, Chaudesaignes, Evaux, Divonne), sur les affections du tube digestif (Plombières,

Châtel-Guyon), sur les maladies de la peau (Saint-Gervais, Sail, la Roche-Posay), ou sur l'asthme (le Mont-Dore).

Les *boues thermales* enfin, à propos desquelles l'auteur rappelle les indications respectives, sont Barbotan, Dax, Saint-Amand et Balaruc.

§ 4. — PRINCIPES D'UNE CLASSIFICATION COMPLÈTE.

Aucune de ces classifications ne satisfait complètement l'esprit des médecins hydrologues.

Les classifications chimiques groupent dans la même famille des eaux qui n'ont de commun que la présence d'un principe chimique dominant, mais qui diffèrent totalement par leurs propriétés biologiques et leurs applications thérapeutiques. Elles réunissent par exemple, dans la même classe des sulfatées calciques, des eaux aussi disparates que celles de Vittel, employées en boisson pour la cure de la diurèse, celles de Louèche, utilisées en bains dans certaines dermatoses, celle de Hamman-R'hira, à l'usage des rhumatisants et les eaux de Bagnères-de-Bigorre, qui constituent une médication sédative.

Elles font entrer dans la même catégorie des eaux dont le taux de minéralisation est totalement différent. La classe des chlorurées sodiques comprend des eaux très minéralisées comme celles de Biarritz-Briscous (308 gr. par litre), des eaux moyennement minéralisées comme celles de Salins-Moutiers (16 gr. par litre) et des eaux peu minéralisées comme celles de Bourbon-Lancy, qui ne contiennent que 1 gr. 70 de chlorure de sodium par litre.

Elles ne tiennent pas compte de l'état sous lequel se trouvent les substances en dissolution : état de dissolution par juxtaposition moléculaire, état de dissociation moléculaire avec mise en liberté d'ions électro-positifs et d'ions électro-négatifs, état colloïdal de certains sels. C'est cependant la forme sous laquelle les principes minéraux sont dissous qui conditionne le degré de concentration moléculaire, qui fixe la valeur du point cryoscopique de l'eau considérée, et qui règle les phénomènes d'osmose de l'eau mise en contact, par l'intermédiaire des muqueuses, avec le sérum sanguin.

Enfin elles négligent tous les autres caractères physiques des eaux, en particulier la température et la radio-activité, qui ont une importance considérable au point de vue de l'utilisation thérapeutique de l'eau. Elles sont donc imparfaites malgré les éminents services qu'elles ont rendus.

Les classifications dites « médicales » présentent une certaine utilité pour le praticien à qui elles peuvent servir d'aide-mémoire, mais elles sont trop schématiques et forcément négligent toutes les nuances.

Une eau minérale, si l'on veut être complet, doit être définie par les caractères physico-chimiques qui lui confèrent des propriétés biologiques et thérapeutiques spécifiques. Les cadres dans lesquels on classe les eaux minérales doivent donc être établis en tenant compte à la fois, non seulement de la nature des éléments minéraux qu'elles contiennent, mais aussi de leur quantité et de leurs proportions, de leurs propriétés physiques, et enfin des réactions organiques et fonctionnelles qu'elles provoquent chez l'homme. Sur ces bases, nous avons (1) formulé les principes sur lesquels nous croyons qu'il conviendra d'établir dans l'avenir une classification rationnelle des eaux minérales.

A. Un premier caractère spécifique d'une eau minérale est son degré de concentration moléculaire, mesuré par son point cryoscopique Δ. Suivant qu'il est

(1) M. PERRIN et P. MATHIEU, *Principes de classification des eaux minérales*. Société de biologie de Nancy, 21 mars 1923.

inférieur, égal ou supérieur à Δ (— 0°56) du sérum sanguin, ce point cryoscopique de l'eau règle les phénomènes osmotiques d'absorption et d'élimination quand il s'agit d'une cure de boisson, et les réactions circulatoires et exsudatives au niveau des muqueuses tégumentaires quand l'eau est employée en applications externes.

On peut donc établir trois grandes classes d'eaux minérales :

    I. les *eaux hypertoniques* par rapport au sérum sanguin,

    II. les *eaux isotoniques* par rapport au sérum sanguin,

    III. les *eaux hypotoniques* par rapport au sérum sanguin.

Les qualificatifs « hypertonique » et « hypotonique » peuvent être précisés par le correctif « faiblement » ou « fortement ».

Par le fait qu'une eau appartient à la classe des isotoniques, des hypertoniques ou des hypotoniques, le médecin sait comment et pourquoi cette eau sera absorbée et éliminée, comment et pourquoi elle agira, et quelles réactions circulatoires locales ou générales elle provoquera.

B. Dans chacune de ces classes, on trouve des eaux dont les températures sont différentes et se rapprochent plus ou moins (et en plus ou en moins) de la température du corps humain. Chaque classe se subdivisera donc en sous-classes, qui comprennent :

1° les *eaux hyperthermiques*, plus chaudes que le corps humain,

2° les *eaux isothermiques*, dont la température est voisine de celle du corps,

3° les *eaux hypothermiques*, plus froides que le corps.

La température d'une eau est un caractère important qui règle pour une grande part, ainsi que nous l'avons exposé dans un chapitre antérieur, les réactions que l'eau provoque sur l'organisme, et aussi les possibilités et les conditions de son emploi.

C. Les principes minéraux qui entrent dans la constitution d'une eau minérale peuvent être présents en proportion assez équilibrée pour qu'aucun élément ne se trouve en quantité franchement prépondérante ; ou bien au contraire un ou plusieurs éléments sont en proportion nettement plus considérable.

Nous appelons *isochrématiques* les eaux dont la composition réalise cet équilibre chimique, et *anisochrématiques* celles où cet équilibre ne se rencontre pas. Et nous proposons de les considérer comme des groupes subdivisant les classes et sous-classes précédemment établies. Le médecin pourra préjuger que les eaux isochrématiques doivent leurs propriétés thérapeutiques plutôt à leurs caractères physiques qu'à leur constitution chimique, et qu'au contraire la prédominance d'un élément minéral particulier dans les eaux anisochrématiques doit conférer à ces eaux des propriétés thérapeutiques spéciales.

D. Ces propriétés seront spécifiées, dans les sous-groupes des anisochrématiques, *par la nature des anions et des cathions dominants* : d'une part, Soufre à l'état de sulfure, Soufre à l'état de sulfate, Chlore, Acide carbonique, etc., d'autre part Sodium, Calcium, Magnésium, Fer, Arsenic, etc. L'action thérapeutique de chacun de ces éléments étant théoriquement connue, on en déduit pratiquement l'action thérapeutique de chaque variété d'eau contenant tel ou tel élément.

E. Enfin les eaux iso ou anisochrématiques peuvent différer par la *présence d'un gaz dominant ou d'une radio-activité* dépassant le pouvoir radio-actif commun à tous les corps. Ces caractères permettent de constituer des familles dans chaque sous-groupe.

Sur les cadres ainsi établis, il sera possible de construire un tableau analytique des eaux minérales, tableau qui ne sera pas sans analogies avec ceux qui servent aux botanistes pour déterminer les genres et les familles des plantes. Toutes les eaux minérales connues ou à connaître y rentreront naturellement. Le botaniste qui définit le bouton d'or des prairies en disant que cette fleur est une dicotylédonée thalamiflore, de la famille des renonculacées, de l'espèce des renonculus, variété bulbosus, a énuméré tous ses caractères spécifiques et est capable de décrire la plante, sans l'avoir jamais eue sous les yeux. De même le médecin qui aurait la pratique d'une telle classification connaîtrait la composition et les caractères de chacune des eaux minérales, comme aussi les modes probables ou possibles d'emploi, l'action biologique et les effets thérapeutiques qu'il peut en attendre.

Illustrons cette affirmation par quelques exemples.

Les sources de Plombières rentrent dans le groupe des eaux très hypotoniques, iso et hyperthermiques, isochrématiques, carbogazeuses et azotées, fortement radio-actives. Le médecin conclut, de cette définition, qu'il s'agit d'eau peu minéralisée (hypotonique), sans principe chimique spécifique (isochrématique), devant tirer ses propriétés thérapeutiques de la thermalité, des gaz et de la radio-activité. Ces caractères font que les eaux doivent être employées surtout en applications externes et qu'elles ont une action sédative.

Brides-les-Bains a des eaux faiblement hypotoniques, isothermiques, anisochrématiques : Soufre à l'état de sulfate, Chlore, Sodium, Calcium, Magnésium. Conclusions : eaux moyennement minéralisées, d'une digestion facile, absorbées rapidement par la muqueuse digestive, agissant sur le foie (sulfates), l'intestin (Mg.), la nutrition générale (Cl, Na), la diurèse (Ca). L'eau répond aux conditions qui en font une eau employée principalement en cure de boisson et accessoirement en cure externe.

Les eaux de Vichy sont hypotoniques, hypo, iso et hyperthermiques, anisochrématiques : bicarbonate de soude abondant, accessoirement sulfates, Chlore, Calcium ; acide carbonique libre abondant. Conclusions : action dans les troubles fonctionnels gastriques (alcalins), action régulatrice de l'alcalinité des humeurs (ions oxhydriles), action sur la nutrition générale (Na et accessoirement Cl et Ca), action sur la cellule hépatique (S à l'état de Sulfate). Emploi en boisson et en pratiques externes, mais surtout en cure interne en raison de la nature des éléments chimiques.

Une classification complète, basée sur les principes que nous venons d'exposer, est un idéal non encore réalisé actuellement. En attendant qu'il le soit, les classifications chimiques détaillées sont notre ressource la plus précieuse.

DEUXIÈME PARTIE

LES CURES HYDROMINÉRALES

CHAPITRE IX

TECHNIQUE DES CURES HYDROMINÉRALES

On peut définir la cure hydrominérale : la mise en action des ressources thérapeutiques d'une station thermale, au profit d'un malade qui vient y faire un séjour dans le but de guérir une diathèse ou une maladie chronique.

La cure se fait dans le lieu même où l'eau minérale jaillissante possède toutes ses qualités naturelles et le maximum d'efficacité.

Elle s'adresse à des maladies chroniques, à des diathèses et à leurs manifestations locales, à l'exclusion des maladies fébriles et des poussées aiguës survenues au cours d'affections chroniques.

Elle doit être prolongée pendant un temps assez long pour que le traitement puisse exercer une action durable.

Elle comprend une partie essentielle, qui est l'usage

de l'eau minérale en boisson ou en pratiques hydriatiques, et une partie accessoire, qui consiste dans l'emploi de tous les procédés thérapeutiques capables de favoriser ou de compléter l'action thérapeutique de l'eau (régime alimentaire, agents physiques, massages, etc.).

§ 1. — L'INSTALLATION ET LE SÉJOUR DANS LA STATION.

ÉPOQUE DE LA CURE. — Une cure hydrominérale est possible en toutes saisons, tout au moins pour les cures qui comportent principalement l'usage de l'eau en boisson. Un certain nombre de stations restent ouvertes pendant toute l'année et peuvent recevoir et soigner les malades en hiver comme en été.

Cependant la saison froide convient mal à certains malades, rhumatisants ou bronchitiques, surtout si la cure nécessite des bains ou des douches. De plus les intempéries obligent à la claustration dans une chambre d'hôtel, et privent le baigneur des sorties et des promenades qui sont à la fois une distraction et un adjuvant du traitement. Pour toutes ces raisons, la plupart des stations ne sont fréquentées que pendant la belle saison, d'avril ou mai à octobre.

La mode s'est établie de consacrer plus spécialement les mois de juillet et d'août aux cures thermales. C'est l'époque où les attractions et les fêtes mondaines se multiplient dans les stations. Les distractions sont nombreuses, mais elles nuisent souvent à la régularité du traitement. C'est pourquoi le malade, qui va dans une station hydrominérale pour se soigner plutôt que pour s'amuser, choisira de préférence le printemps, le début de l'été, ou l'automne, pour faire sa cure.

INSTALLATIONS HÔTELIÈRES. — Une campagne, entretenue par les stations concurrentes de l'étranger, a cherché à faire croire au public que le séjour dans les stations françaises est impossible pour tous ceux dont les ressources sont limitées, en raison des prix exagérés qui sont exigés dans les hôtels.

C'est là une calomnie qu'il est nécessaire de réfuter, car la réputation de cherté abusive peut faire le plus grand tort à l'industrie thermale française.

La vie est chère dans nos stations pour ceux qui descendent dans les luxueux palaces, qui multiplient les dîners fins dans les restaurants et qui passent les soirées autour des tables de jeux. Dans ces conditions, les dépenses sont les mêmes partout, en France ou à l'étranger. Mais on trouve dans toutes les stations des hôtels confortables plus modestes et des pensions de famille dont les prix sont abordables pour toutes les bourses.

Pratiquement et pour éviter toute surprise, il est utile de se renseigner auprès des Syndicats d'initiative locaux sur les ressources hôtelières de la station où l'on doit se rendre.

Quelques Sociétés thermales ont établi des « cures à forfait » qui comprennent, pour un prix déterminé, la pension et le traitement pendant une durée de 21 jours. Cette initiative mérite d'être encouragée : la cure à forfait permet au malade, dont les disponibilités sont limitées de savoir à l'avance exactement ce qu'il aura à débourser.

DIRECTION MÉDICALE. — Le malade qui vient faire une cure en confie la direction à un des médecins de la station.

Les eaux minérales sont des médicaments dont l'usage doit être réglementé et surveillé par un spécialiste ayant l'expérience de leur emploi. Incorrectement administrées elles peuvent être très dangereuses, et chaque année des accidents graves et parfois mortels se produisent chez des malades qui, en dehors de toute direction médicale, avaient voulu se soigner d'après ce qu'ils voyaient faire à d'autres ; nous en avons rapporté des exemples plus haut, à

propos de la législation qui permet aux malades d'u-
ser sans contrôle des eaux minérales. « On ne saurait
trop, a dit le professeur Garrigou, mettre en garde
les personnes ignorant l'hydrologie, contre les dangers
de cette médication qui offre de si beaux résultats
dans le traitement correct des maladies chroniques.
On ne doit en faire usage qu'après s'être entouré de
tous les renseignements pratiques qu'on doit puiser
auprès de ceux qui ont passé leur vie à faire l'étude
complète du médicament naturel. »

Habituellement le médecin traitant qui prescrit
une cure hydrominérale indique à son client le médecin qu'il devra consulter en arrivant dans la station. C'est à lui que le malade s'adressera, sans se
laisser influencer par les commérages de table d'hôte,
ni détourner par les insinuations intéressées de certains employés d'hôtels.

La corporation des médecins hydrologues est composée, en immense majorité, de spécialistes instruits,
honnêtes et dévoués ; on y rencontre de véritables
savants, qui sont l'honneur de l'hydrologie française.

Les stations françaises (à l'inverse des stations
allemandes) ont une tendance très accentuée vers
une spécialisation de plus en plus précise. Sans né-
gliger les indications accessoires des eaux, utiles
parfois pour le malade lui-même ou pour son entou-
rage, nos stations tiennent compte surtout de leur
effet dominant. Les malades retirent un très grand
bénéfice de cet état de choses ; ils lui doivent des
installations mieux adaptées à leurs besoins spéciaux,
des facilités pour l'observance des régimes dans les
hôtels, et surtout des médecins d'une compétence
particulière. Il est bien évident, en effet, que la
moindre variété des malades permet aux praticiens
de mieux approfondir scientifiquement l'étude des
troubles pathologiques qu'ils ont à traiter et celle
des heureuses modifications qu'y apporte la cure

hydrominérale. C'est pourquoi les stations françaises sont si riches en spécialistes qualifiés.

VIE JOURNALIÈRE. — Le malade va aux eaux pour guérir : il ne guérira que s'il se soigne sérieusement. Il suivra donc, pour l'emploi de son temps, les indications formulées par le médecin de la station à qui il a confié la mission de diriger sa cure. Il évitera les veilles, les excès, les fatigues qui nuiraient à la cure ; il n'interrompra pas celle-ci par des parties de plaisir répétées. S'il doit suivre un régime, il en respectera le menu, sans prendre sa part des mets servis aux personnes bien portantes qui l'accompagnent. Pendant les quelques semaines de la cure, il consacrera tout le temps nécessaire à un traitement correct, il résistera aux tentations multipliées qui l'en détourneraient, et, s'il doit choisir entre son traitement et les distractions mondaines, il sacrifiera sans hésitation ces dernières.

Le bénédictin dom Tailly (Lettres Vosgiennes, 1789) a noté les doléances des médecins de Plombières qui souffraient moralement des imprudences de leurs malades. Aujourd'hui encore, il est dans toutes les stations des malades dont on peut dire avec lui :

« Un médecin ne peut, sans gémir, les voir, au sortir d'un repas copieux (dans lequel ils se sont livrés à tout ce que la bonne chère a de plus amorçant en gras et en maigre), quoique ce repas ait été précédé par les exercices fatigants des bains, de plusieurs heures de sortie, s'abandonner inconsidérément à des plaisirs encore plus fatigants que les exercices de la matinée ; car, au lieu de prendre quelque repos convenable et strictement prescrit par le médecin, ou de se contenter d'une simple promenade, ils poussent l'imprudence jusqu'à figurer dans des bals continués fort avant dans la nuit. D'autres passent tout le reste de la journée à des assemblées de jeux, et se lient à des parties fortement intéressées, qui donnent de la contrainte au corps et à l'esprit et empêchent les digestions. Avec un régime d'une vie aussi imprudente et aussi déraisonnable, il arrive presque toujours que l'usage des bains et des eaux minérales, au lieu de faire du profit, devient, au contraire, extrêmement nuisible et force ces imprudents de s'en retourner chez eux plus incommodés qu'à leur arrivée à Plombières. »

DURÉE DE LA CURE. — La durée d'une cure hydro-minérale n'a rien de fixe, et c'est très arbitrairement, et souvent à tort, qu'on la limite habituellement à vingt et un jours. La cure doit être continuée jusqu'à ce que le résultat qu'on en peut attendre soit obtenu. Suivant la nature de la maladie, son ancienneté, sa gravité et ses complications, la cure devra être de deux, trois, quatre semaines et parfois plus. Elle est interrompue plus tôt s'il se manifeste des signes de saturation de l'organisme par l'eau minérale.

D'une façon générale, nous estimons qu'une cure très courte, de huit ou dix jours par exemple, est inutile, parce qu'insuffisante pour obtenir un résultat appréciable. Trois semaines au moins de traitement intensif sont nécessaires. Nous disons « au moins », parce qu'une certaine marge est avantageuse. En effet, comme il est prudent, pendant les premiers jours de traitement, de tâter la sensibilité du sujet à l'action des eaux en commençant par des doses d'essai très progressives ; comme, d'autre part, il est fréquent d'être obligé, en raison des phénomènes de saturation, d'interrompre l'administration de l'eau pendant un ou deux jours vers le milieu de la cure, le malade doit pouvoir disposer d'un mois tout entier pour pouvoir faire une cure sérieuse.

Notre opinion est conforme à celle de tous les maîtres. « Les 21 jours classiques, écrit le professeur agrégé G. Linossier, sont excessifs pour quelques-uns et insuffisants pour un plus grand nombre. Il est des traitements hydrominéraux qui devraient être prolongés deux mois et au delà. Dans la majorité des cas, le médecin traitant fera bien de prévenir son malade que la cure exige en général 3 à 4 semaines, et qu'il devra suivre, sur ce point, les conseils du médecin de la station. Il évitera ainsi à ce dernier le désagrément de voir le malade lui échapper à l'instant précis où le traitement commençait à faire sentir son action. » Nous ajouterons que, si cela est désagréable pour le médecin de la station, cela est surtout préjudiciable au malade, qui n'a pas obtenu le maximum d'effets qu'un peu de persévérance lui aurait permis de récolter.

RÉPÉTITION DES CURES. — Il est utile, lorsque les circonstances le permettent, de renouveler la cure deux fois dans la même année, ou plusieurs années de suite. De tout temps, les médecins qui exercent dans les stations thermales ont constaté que l'eau agissait plus énergiquement pendant une deuxième ou une troisième cure que pendant la première. Par une série d'expériences pratiquées chez l'animal, l'un de nous a établi qu'effectivement les humeurs de l'organisme étaient sensibilisées, anaphylactisées pour une eau minérale à la suite d'une première administration de cette eau, et qu'elles réagissaient plus énergiquement à une administration ultérieure de la même eau (1).

CURES COMPLEXES ET CURES SUCCESSIVES. — Il y a souvent intérêt à employer concurremment les eaux de plusieurs sources de nature différente existant dans la même localité thermale ou dans deux localités voisines, les deux traitements se complétant ou se corrigeant l'un l'autre. C'est ce qui se pratique dans plusieurs stations.

(1) P. MATHIEU, *Cure thermale et choc anaphylactique*, La Presse thermale et climatique, 1921.

Dans quelques cas, on peut conseiller deux cures successives dans deux stations différentes, la seconde étant complémentaire de la première.

LES INCIDENTS DE LA CURE. — La cure thermale est parfois troublée par quelques incidents, qui ne présentent du reste, en règle générale, aucune gravité.

Nous avons déjà signalé la *saturation*. Il arrive, dans de nombreuses stations, que le buveur éprouve, après un certain nombre de jours de traitement, une répugnance invincible à continuer l'ingestion de l'eau. L'organisme est saturé et se refuse à absorber plus longtemps les principes contenus dans l'eau minérale.

Cette saturation se manifeste plus ou moins rapidement suivant les sujets. Elle peut ne jamais se produire pendant une cure même prolongée, ou au contraire survenir dès le douzième ou le quinzième jour de traitement. Elle oblige à interrompre la cure.

C'est au contraire au cours des premiers jours de la cure que l'on observe un syndrome réactionnel désigné sous le nom de « *Crise thermale* », « *Poussée thermale* », « *Réaction thermale* ». Avec des variantes propres à chaque catégorie de sources, sulfurées, arsenicales, chlorurées, bicarbonatées ou simplement thermales, la crise thermale est caractérisée essentiellement par de la fièvre, des palpitations, de l'insomnie, de l'agitation et fréquemment par des éruptions cutanées. La crise ne dure que quelques jours, pendant lesquels on interrompt ou on réduit le traitement. Après quoi tout rentre dans l'ordre, et la cure peut être reprise régulièrement.

Les causes et le mécanisme de la production de cette « crise » sont mal connus. Léopold Lévy et, après lui, Armengaud attribuent la crise thermale à un hyperfonctionnement des glandes endocrines et en particulier de la glande thyroïde, stimulées par le traitement hydrominéral. Mais, s'il en était ainsi, on ne comprend pas pourquoi la crise thermale ne dure que quelques jours, tandis que l'hyperthyroïdie se maintient pendant toute la cure et même longtemps après.

Nous croyons que la crise thermale est la résultante et la traduction clinique de deux ordres de phénomènes qui se passent dans l'organisme tout entier. D'une part, sous l'action du soufre, du chlore et du sodium contenus dans les eaux minérales, et aussi en raison des propriétés radio-actives de ces eaux, les oxydations intra-cellulaires se trouvent être considérablement accrues dans tout l'organisme (p. 70) et cet accroissement peut être tel que la température du corps s'élève de plusieurs degrés. Parallèlement, la suractivité des combustions s'accompagne d'une augmentation des déchets. Si ces derniers ne sont pas éliminés aussi rapidement qu'ils sont formés, ils ont le temps d'exercer leur action toxique sur les cellules organiques et particulièrement sur les cellules nerveuses, d'où résulte l'apparition de phénomènes de malaise général et d'excitation nerveuse. Mais cette flambée ne se prolonge pas : l'organisme met en jeu ses régulateurs de la nutrition et ses moyens de défense, et en quelques jours tout est apaisé. Il y a là, nous semble-t-il, un processus réactionnel analogue à celui que l'on observe après une fatigue exagérée chez un sujet non entraîné : les symptômes et l'évolution sont identiques, les causes doivent être similaires.

Fréquemment aussi on constate, au cours de la cure, des *réactions locales* du côté de l'organe malade : coliques hépatiques chez les lithiasiques biliaires, coliques néphrétiques chez les graveleux, congestion pelvienne chez les utérines, poussées aiguës d'angine ou de bronchite chez des porteurs de catarrhe chronique naso-pharyngien ou pulmonaire. La possibilité de ces accidents doit rendre le médecin très prudent dans le dosage de l'eau minérale chez les sujets qui y sont exposés en raison de leurs tares antérieures.

Post-cure. — Une cure hydrominérale sévèrement suivie amène parfois une certaine fatigue générale qui ne se dissipe que peu à peu. Ce n'est qu'au bout de plusieurs semaines que le malade ressent vraiment l'amélioration apportée dans son état par le traitement thermal qu'il a suivi.

Cette sorte de « convalescence thermale » se fait plus rapidement lorsque le malade peut faire suivre la cure d'une post-cure de repos et de grand air, de préférence dans une station d'altitude si par ailleurs aucune contre-indication ne s'y oppose. C'est ainsi que très avantageusement les curistes d'Aix font, après la saison thermale, un séjour au Mont-Revard, ceux de Brides à Pralognan ou dans toute autre station de la Tarentaise, ceux des stations pyrénéennes à Superbagnères ou à Font-Romeu, les clients des stations de l'Est à Gérardmer, Bussang ou Sainte-Odile, etc. Le choix est très vaste entre les nombreuses stations d'altitude qui s'offrent pour la post-cure. Le médecin de la station thermale s'entendra avec le médecin traitant habituel du malade pour déterminer la résidence qui convient le mieux ou la modalité de post-cure à appliquer dans le cas particulier.

Bien souvent il faut se contenter d'un séjour à la campagne si le malade y possède une propriété ; il devra s'y reposer et éviter de se livrer à des exercices violents, comme en font par exemple certains chasseurs. D'autres fois encore, le malade sera obligé par sa situation à reprendre aussitôt le cours de ses affaires ; dans ce cas, il sera avantageux pour lui d'en réduire au minimum les charges matérielles et les préoccupations pendant plusieurs semaines.

§ 2. — L'EAU MINÉRALE EN INGESTION.

L'eau minérale en boisson est, dans un grand nombre de stations, le facteur principal de la cure. Les « buvettes » sont tantôt modestes, tantôt luxueuses. Elles sont souvent en contre-bas, comme les sources elles-mêmes (Voir, hors texte, la planche VII, p. 130-131).

La quantité ingérée quotidiennement varie suivant la composition des sources, et, pour une même source, suivant l'effet que l'on veut obtenir. Quelques eaux très actives se prennent par cuillerées, d'autres par verrées de 250 centimètres cubes renouvelées plusieurs fois à quinze ou vingt minutes d'intervalle. Des doses fractionnées ont une action différente de celle des doses massives ; les effets ne sont pas les mêmes, selon que l'eau est prise à jeun, ou avant, ou après les repas, selon aussi qu'elle est bue en se promenant ou en restant dans la position couchée. L'expérience a appris quel est, pour chaque source, le mode d'emploi le plus avantageux pour obtenir un résultat déterminé.

L'eau ingérée séjourne plus ou moins longtemps dans l'estomac (p. 93) suivant que la valeur de son point cryoscopique est plus ou moins rapproché du degré de concentration optimum du contenu gastrique pour son évacuation. Elle est absorbée (p. 94) plus ou moins rapidement et plus ou moins complètement suivant que sa tension osmotique est plus ou moins voisine de celle du sérum sanguin. Elle peut, si elle est très hypertonique, ne pas être absorbée et au contraire provoquer une exsudation intestinale (p. 136).

Son action thérapeutique est la résultante globale des actions partielles exercées sur l'organisme par l'eau proprement dite (p. 58), par ses éléments minéraux (p. 61), par sa radio-activité (p. 96), par ses propriétés bio-physiques (p. 87).

Cette action est complexe et s'exerce par des processus multiples, chacun de ceux-ci pouvant devenir prépondérant pour une variété d'eau, une dose et un mode spécial d'ingestion.

Il y a une action chimique locale, qui parfois est recherchée. Par exemple une eau bicarbonatée sodique type Vichy ou Vals neutralise momentanément l'excès d'acidité du suc gastrique.

L'action peut être une action biologique de contact, une véritable balnéation interne s'exerçant sur les couches cellulaires superficielles de la muqueuse gastro-intestinale : l'eau agit à la façon d'un topique cicatrisant, adoucissant ou antiseptique.

L'eau absorbée apporte à l'organisme des principes minéraux qui agissent soit électivement sur telle variété de cellules carencées (p. 67), soit d'une façon plus générale sur les oxydations cellulaires (p. 70), ou encore qui jouent le rôle de catalyseur (p. 77), ou enfin qui se substituent à d'autres principes en excès et les déplacent (p. 73). En étudiant les maladies justiciables d'un traitement hydrominéral, nous verrons quels sont, pour chaque catégorie d'affections, les éléments actifs qui entrent en jeu et dont la présence fait préférer l'eau de telle ou telle source.

Enfin, l'action thérapeutique complexe peut se traduire par des effets purgatifs, diurétiques ou anti-anaphylactiques qu'il y a lieu d'étudier ici.

Cure purgative. — Les eaux minérales peuvent être purgatives directement ou indirectement.

Nous appelons *action purgative directe* celle qui se produit par une action directe et immédiate de l'eau sur les sécrétions et les mouvements péristaltiques de l'intestin. Elle est due à l'hypertonicité de l'eau minérale par rapport au sérum sanguin (p. 94), d'où résulte, au niveau de la muqueuse intestinale, une exsudation séreuse d'autant plus abondante que l'écart est plus élevé entre les degrés de concentration moléculaire de l'eau et du sérum et que la quantité d'eau ingérée est plus grande. Cette exsudation s'accompagne d'une hyperémie de la muqueuse et d'une desquamation des couches épithéliales superficielles.

Les selles rendues sont liquides, glaireuses ou mousseuses, à odeur fécaloïde prononcée. En même temps, les contractions intestinales sont violentes : la purge s'accompagne de coliques.

Les eaux minérales purgatives agissant par ce processus direct sont toutes des eaux hypertoniques, soit sulfatées sodiques ou magnésiennes, telles que l'eau de Montmirail ($\Delta = -0°72$), d'Hunyadi Janos ($\Delta = -1°01$), de Rubinat ($\Delta = -1°28$), de Carabana ($\Delta = -1°44$), de Villacabras ($\Delta = -2°32$), soit des eaux chlorurées sodiques comme celles de Salins-Moutiers ($\Delta = -0°89$).

Elles sont irritantes pour l'intestin, exercent une spoliation de l'eau de l'organisme et augmentent la concentration des humeurs. Par conséquent elles se trouvent contre-indiquées chez la plupart des malades atteints d'entérite chronique et chez ceux dont le sang est hypervisqueux. Par contre, elles sont utiles quand il s'agit de provoquer une excitation et une sorte de révulsion sur un intestin atone, et dans tous les cas où l'on veut pratiquer une saignée blanche, par exemple chez des hypertendus hydrémiques, à viscosité sanguine au-dessous de la normale, et chez lesquels le mauvais fonctionnement des reins ne permet pas l'emploi d'une cure de diurèse.

L'action purgative indirecte s'exerce par un mécanisme très différent. L'eau est absorbée et ses principes minéraux, d'une part stimulent l'activité sécrétoire des cellules des glandes intestinales et des glandes annexes, d'autre part, activent et régularisent le fonctionnement des ganglions et des branches du sympathique et du parasympathique réglant les contractions et les sécrétions intestinales. Le tube digestif se trouve ainsi rétabli dans ses conditions normales de fonctionnement. L'afflux de bile rend simplement les selles liquides et les colore en vert foncé. L'exonération de l'intestin s'accomplit sans coliques pénibles.

Les eaux minérales agissant de cette manière sont des eaux moyennement hypotoniques, contenant, à l'état de sulfates, l'élément soufre (p. 68) qui exerce son action sur la cellule hépatique (Brides, Vittel source Hépar, Contrexéville, Capvern), élément soufre généralement associé à l'élément magnésium (p. 75), comme à Châtel-Guyon en particulier.

De telles eaux sont beaucoup moins irritantes pour l'intestin que les eaux hypertoniques. Elles peuvent, moyennant une surveillance des doses ingérées, être utilisées avantageusement chez les entéro-colitiques avec insuffisance sécrétoire biliaire, chez les constipés par spasme intestinal, et chez les déséquilibrés du système nerveux sympathique, présentant des portions du côlon à l'état de spasme et d'autres portiōns dilatées. Leur action régulatrice sur les fonctions intestinales amène une décongestion de tout l'intestin ; ces eaux conviennent donc aux pléthoriques avec congestion du système porte, aux hémorroïdaires et aux hypertendus par élévation de la pression veineuse.

Pour être complets, ajoutons que, pour les eaux purgatives directes comme pour les eaux purgatives indirectes, l'arrivée de la solution saline au contact de l'ampoule de Vater provoque une brusque évacuation réflexe de la bile accumulée dans la vésicule biliaire. On les emploiera donc avec circonspection chez les porteurs de volumineux calculs vésiculaires.

Disons enfin que les eaux purgatives hypertoniques sont rapidement débilitantes et que leur emploi ne peut pas être prolongé pendant longtemps, tandis que les eaux purgatives hypotoniques peuvent être bues sans inconvénients pendant tout le cours d'une longue cure.

Les eaux purgatives sont généralement bues à jeun.

De l'action des eaux purgatives, il faut rapprocher l'effet laxatif obtenu par divers mécanismes : cures purgatives atténuées, régulation des fonctions hépatiques et digestives (cure de Vichy), suppression des spasmes intestinaux (cure de Plombières), etc.

Cure de diurèse. — Nous n'avons à étudier ici que le mode d'action et la technique de la cure de diurèse, dont nous verrons ailleurs les applications cliniques.

Elle se propose de provoquer une augmentation de la quantité des urines, et ainsi de déterminer la diminution de la surcharge aqueuse de l'organisme, l'élimination des substances en excès (chlorure de sodium) et des produits résiduels qui encombrent les tissus et les humeurs ; enfin elle se propose d'exercer une action locale de lavage de l'appareil urinaire.

Ces résultats ne peuvent être obtenus que sous trois conditions :

a) Il faut que l'eau soit absorbée, ce qui n'a lieu que si elle est hypotonique par rapport au sérum sanguin ;

b) Elle doit être peu chargée de principes minéraux, et en particulier contenir au minimum l'élément sodium, dont la présence en excès dans les humeurs est une cause d'hydratation exagérée des tissus (p. 74).

c) Elle doit compter, parmi ses principes constitutifs, l'élément calcium, qui se substituera (p. 73) dans les humeurs à l'élément sodium.

Lorsqu'on demande à l'eau minérale une simple action de lavage mécanique de l'appareil urinaire (pyélites, cystites), il suffit que la première de ces conditions soit remplie : l'eau minérale employée sera une eau peu minéralisée du type Evian.

S'il s'agit de déshydrater l'organisme et d'évacuer des œdèmes par rétention de chlorure de sodium, les deux dernières conditions sont obligatoires. On aura recours aux eaux riches en calcium et pauvres en chlorure de sodium, telles les eaux sulfatées calciques de Vittel (Grande Source), de Contrexéville, de Martigny ou de Capvern.

Si enfin l'on cherche principalement la dissolution et l'élimination de produits résiduels ou de substances hydratantes autres que le sodium, les eaux de l'une et de l'autre catégorie peuvent être indifféremment utilisées.

L'eau est ingérée à une dose qui varie suivant les indications thérapeutiques à remplir, le matin à jeun, et, pour une plus petite partie, dans la journée au cours des repas ou dans leur intervalle. Dans quelques stations, l'eau est bue au lit ou au moins dans la position allongée, et le malade conserve cette position pendant une heure ou deux après avoir fini de boire.

L'élimination urinaire suit de près l'ingestion de l'eau ; elle dépasse notablement la quantité d'eau ingérée.

Mais cette action diurétique ne se manifeste que si le pouvoir sécrétoire des reins est intact et si l'eau circule librement dans les tissus. Une insuffisance fonctionnelle rénale, qui peut être limitée à la seule sécrétion de l'eau, retarde l'apparition de la diurèse, diminue son taux et prolonge sa durée. Il en est de même si les autres facteurs de l'élimination de l'eau sont troublés, par exemple par un état de stase circulatoire lié à une insuffisance cardiaque ou à une hypertension portale (opsiurie d'origine hépatique de Gilbert, Lereboullet et Villaret).

Dans l'un et l'autre cas, si la dose d'eau ingérée dépasse les possibilités d'élimination urinaire, la surcharge aqueuse des tissus, loin de diminuer, augmente progressivement, la pression vasculaire s'élève, et, si le malade continue à boire, des accidents graves peuvent survenir.

La cure de diurèse peut donc présenter des dangers, et il est bon que le public non médical en soit prévenu, car il est volontiers tenté de considérer comme toujours inoffensive l'ingestion d'une eau minérale même aussi peu minéralisée que l'eau d'Evian. Bien au contraire, la cure exige une surveillance constante du malade qui s'y soumet. Le médecin détermine la dose de début après avoir recherché le degré de la perméabilité rénale et l'état fonctionnel de l'appareil circulatoire du sujet. Puis, au cours de la cure, il précise la dose convenable suivant les réactions constatées quodiennement. Il arrive ainsi, selon l'expression de J. Cottet, « sous le contrôle des renseignements fournis par l'étude du rythme d'élimination urinaire, à obtenir de l'eau ingérée le plus utile rendement diurétique qui soit physiologiquement compatible avec l'état des organes d'absorption, de circulation et de sécrétion urinaire. »

Cure antianaphylactique. — Un sujet est dit en état d'anaphylaxie lorsque les colloïdes de ses humeurs et de ses tissus (p. 52) floculent (choc hémoclasique et colloïdoclasique tissulaire de Widal) dès que pénètre dans l'organisme une substance déterminée vis-à-vis de laquelle ces colloïdes sont sensibilisés. La substance floculante peut être une albumine alimentaire, le pollen de certaines fleurs, les particules odorantes émanées d'un animal, etc. Le choc anaphylactique se traduit cliniquement par des accidents divers, parmi lesquels on range les crises d'asthme, l'urticaire, certaines migraines et d'autres maladies à crises paroxystiques.

Sur un organisme dont les colloïdes sont dans cet état de sensibilisation et d'équilibre instable, les eaux minérales interviennent par un double processus. Elles accroissent la résistance des colloïdes vivants en mettant à leur disposition des principes minéraux protecteurs des micelles (p. 56), et rendent ainsi leur floculation moins facile. D'autre part leur ingestion détermine, ainsi que l'un de nous l'a signalé, un léger choc colloïdoclasique qui, par sa répétition, finit par atténuer la sensibilisation des colloïdes et les rendre réfractaires à l'action floculante de la substance à laquelle ils réagissaient primitivement. L'eau minérale agirait donc de la même façon que les injections fractionnées de substance déchaînante dans la méthode antianaphylactique de Besredka.

En fait, les recherches effectuées au cours de ces dernières années dans de nombreuses stations ont établi, expérimentalement et cliniquement, le pouvoir antianaphylactique des cures hydrominérales (Billard, Mougeot, Ferreyroles, Arloing et Vauthey, Ricard, M. Perrin et Defoug, etc.). Des travaux complémentaires restent à faire, qui mettront au point la question d'une façon définitive, et qui préciseront quelle sorte d'eau minérale convient spécialement dans chaque variété de sensibilisation anaphylactique. Mais dès maintenant la connaissance générale que nous avons des propriétés désensibilisatrices des eaux minérales légitime leur emploi dans toutes les manifestations de l'anaphylaxie (F. Arloing, etc.).

§ 3. — L'EAU MINÉRALE EN INJECTIONS INTRA-TISSULAIRES.

L'eau minérale peut être administrée en injections sous-cutanées, intra-veineuses ou intra-musculaires.

INNOCUITÉ DE LA MÉTHODE. — Les importants travaux de Fleig, qui a étudié l'action d'un grand nombre d'eaux minérales mises en contact direct avec des tissus vivants, ont prouvé l'innocuité des injections sous-cutanées des eaux minérales isotoniques ou isotonisées par addition de chlorure de sodium ou d'eau distillée. Ces eaux minérales sont, pour les globules sanguins et les cellules organiques, des « milieux vitaux » supérieurs à tous les sérums artificiels habituellement employés. Les expériences de l'auteur ont établi que des injections intra-veineuses massives d'eau de la Bourboule, de Salins-Moutiers isotonisée, de Balaruc, etc., étaient incapables de provoquer des accidents ; qu'au contraire, ces injections pratiquées chez des animaux saignés à blanc empêchaient la mort ; que des organes détachés continuaient à vivre plusieurs heures ou plusieurs jours lorsqu'ils étaient maintenus dans certaines eaux minérales ; que des globules rouges lavés à l'eau minérale et conservés dans cette eau pouvaient être réinjectés, après un séjour de plus d'une semaine à la glacière, à l'animal ou à l'homme qui les avait fournis par saignée.

AVANTAGES. — La méthode des injections sous-cutanées permet un dosage rigoureux des quantités d'eau et de principes dissous qui sont introduits dans l'organisme. L'eau minérale arrive au contact des tissus et se mélange aux humeurs sans avoir subi aucune des modifications qui, après ingestion, peuvent se faire pendant la traversée des voies digestives : elle agit directement avec la totalité de ses principes et l'intégralité de ses propriétés physico-chimiques. La méthode constitue un moyen d'agir énergiquement et rapidement dans les cas nécessitant un traitement intensif. Elle rend possible une cure hydrominérale interne chez les malades présentant de l'intolérance gastrique ou un dégoût absolu pour l'eau minérale en ingestion. Enfin, sans avoir la prétention de remplacer les autres modes d'emploi de l'eau minérale, elle se combine facilement à ceux-ci et les complète heureusement.

TECHNIQUE. — L'eau minérale à injecter peut être conservée en ampoules scellées ; il est préférable de l'employer au griffon même, après l'avoir rendue isotonique si cela est nécessaire.

L'injection intra-veineuse provoque facilement une réaction avec frissons et poussée thermique élevée, réaction qui ne dure que quelques heures. L'injection sous-cutanée faite aux doses moyennes de 50 à 80 centimètres cubes chez l'adulte ne provoque pas de semblable réaction. Toutes les précautions d'asepsie seront prises pour éviter une inoculation microbienne et la formation d'un abcès.

L'injection sous-cutanée n'est pas douloureuse lorsque l'eau injectée est voisine de la tonicité des humeurs ($\Delta = -0°56$). Elle ne devient douloureuse que pour les eaux dont le point cryoscopique est très éloigné, en plus ou en moins, de cette valeur.

Suivant le but que l'on se propose, l'on fera usage de préférence d'une eau hypotonique ou d'une eau hypertonique. L'injection d'eau hypotonique provoque une rétention d'eau dans l'organisme ; l'injection hypertonique (que l'on fait alors intraveineuse) augmente la diurèse, relève la pression sanguine et agit par conséquent comme un déshydratant de l'organisme. L'eau isotonique exerce plutôt une action de lavage et agit sur la vie cellulaire par l'apport des principes qu'elle contient en dissolution.

Selon les indications thérapeutiques, qui doivent être discutées pour chaque malade, on injecte donc soit l'eau telle qu'elle sort du griffon, soit une eau dont la concentration moléculaire a été modifiée par l'addition d'eau distillée ou de chlorure de sodium ; on utilise l'eau chargée de tous ses gaz et de ses propriétés radio-actives, ou, au contraire, on chasse préalablement les gaz en faisant barboter dans l'eau un courant d'air ou d'un gaz inerte tel que l'hydrogène.

APPLICATIONS. — L'utilisation thérapeutique des injections d'eaux minérales est parfaitement logique. Nous sommes convaincus que leur emploi, qui se fait encore avec certaines hésitations, s'étendra de plus en plus et deviendra un procédé habituel de la cure hydrominérale.

Les eaux chlorurées sodiques sont celles qui trouveront les applications les plus nombreuses, car ce sont celles dont la composition se rapproche le plus de la composition minérale du plasma sanguin. Leur injection est indiquée chez tous les débilités, chez les anémiques, chez les scrofuleux et chez les malades présentant des plaies atones et des ulcères à cicatrisation lente.

Les mêmes indications se retrouvent quand il s'agit d'eaux arsenicales.

Les injections d'eau sulfureuses trouvent plus spécialement leur application dans les dermatoses, dans les rhumatismes, dans les bronchites chroniques et peut-être dans certaines formes de tuberculose pulmonaire.

Les eaux alcalines et les eaux sulfatées semblent devoir agir énergiquement sur les maladies par ralentissement de la nutrition telles que l'obésité et le diabète.

L'ouvrage de Fleig contient un grand nombre d'observations cliniques de malades traités par des injections sous-cutanées ou intra-veineuses d'eau de Kreuznach, de Balaruc, de Hombourg, de la Bourboule, d'Uriage, de Vichy et d'autres sources. D'autres observations, publiées par des médecins exerçant dans des stations thermales, sont éparses dans la littérature médicale. Nous-mêmes avons employé, avec des résultats toujours satisfaisants, l'eau de Salins-Moutiers en injections hypodermiques dans des cas de tuberculose ganglionnaire et de scrofulides de la peau.

§ 4. — L'EAU MINÉRALE EN INJECTIONS DANS DES CAVITÉS CLOSES.

A l'emploi de l'eau minérale en injections intra-tissulaires peut se rattacher son utilisation en injections dans des cavités closes : plèvre, péritoine, canal rachidien, cavités d'abcès froids, etc.

On se sert d'eau iso, hypo ou hypertonique suivant

l'effet que l'on recherche. Une eau isotonique constitue un bain antiseptique et cicatrisant pour les parois avec lesquelles elle se trouve en contact. L'eau hypertonique provoque par osmose une exsudation de liquide des parois de la cavité vers sa lumière. Une eau hypotonique est absorbée et ses éléments minéraux peuvent exercer leur action sur les cellules de l'endothélium, de la séreuse ou sur les granulations de la paroi de l'abcès.

Ce procédé a été employé principalement pour modifier l'évolution d'abcès froids profonds avec trajets fistuleux. Après avoir vidé par ponction un tel abcès, on injecte dans sa cavité une certaine quantité d'eau minérale hypertonique ; l'exsudation séreuse qui se produit entraîne le pus qui imprégnait les parois anfractueuses de la poche. Le liquide est ponctionné de nouveau, et remplacé par une eau minérale isotonique ou faiblement hypotonique pouvant exercer une action locale cicatrisante.

§ 5. — EMPLOI DE L'EAU MINÉRALE DANS LES CAVITÉS NATURELLES.

La pénétration de l'eau minérale dans une cavité naturelle du corps détermine, au niveau de la muqueuse qui tapisse la cavité et des tissus sous-jacents, des réactions différentes suivant la température de l'eau, son degré de concentration moléculaire et la nature de ses principes constitutifs. L'effet thérapeutique est la résultante des modifications circulatoires locales, des phénomènes d'osmose ou d'exosmose et de l'action, sur les éléments cellulaires, des substances en dissolution et de la radio-activité.

Suivant la cavité naturelle à atteindre et suivant la variété d'eau minérale, celle-ci est employée telle qu'elle coule de la source ou après réchauffement ou refroidissement ; ou bien elle est pulvérisée ; ou encore on utilise les vapeurs et les gaz qui s'en dégagent naturellement.

Nous envisagerons successivement la technique de l'emploi de l'eau minérale au niveau de la muqueuse nasale, du pharynx, des voies respiratoires profondes, des voies digestives et des organes génito-urinaires.

A. **Muqueuse nasale**. — Le contact, sur la muqueuse nasale, d'une eau dont la tonicité est éloignée de la tonicité du sérum sanguin, est désagréable et même douloureuse. Les eaux très hypotoniques, comme l'eau de Luchon ($\Delta = -\ 0°007$), sont, avant leur emploi, ramenées à l'isotonie par addition de chlorure de sodium : sans cette précaution, elles congestionnent fortement la muqueuse nasale.

Le *bain nasal* se pratique avec un verre que l'on applique, rempli de l'eau minérale, sous les ailes du nez. En relevant doucement la tête et la main qui tient le verre, l'eau s'écoule le long du plancher des fosses nasales et ne reflue pas dans le pharynx si l'on a soin de respirer par la bouche pendant l'opération. Les fosses nasales ainsi remplies sont vidées facilement en penchant la tête en avant.

Divers modèles de pipettes nasales se trouvent dans le commerce. Ils sont d'un emploi plus commode que le simple verre.

La *douche nasale* consiste en un lavage sous pression. Un réservoir gradué est rempli de l'eau à employer et placé à une hauteur variable suivant la pression que l'on désire. Du réservoir part un tuyau de caoutchouc terminé par une olive en porcelaine ou en verre, avec laquelle on obture l'une des narines. Le malade tient la tête légèrement fléchie en avant et respire largement par la bouche. L'eau, entrant par une narine, ressort par l'autre.

Une douche nasale peut être dangereuse si elle est mal administrée. Si la pression est trop forte, l'entrée de la trompe d'Eustache peut être forcée, et l'eau pénètre dans la trompe et dans l'oreille moyenne en entraînant des mucosités habituellement septiques. Il est donc prudent de ne jamais exagérer la pression et même de donner la douche avec une pression presque nulle, pour qu'elle soit seulement une sorte de bain nasal à eau courante.

Dans quelques stations (Saint-Christau, La Bourboule, Le Mont-Dore, Challes, etc.), on emploie couramment les *pulvérisations nasales* au moyen d'un petit appareil qui projette dans les deux narines l'eau pulvérisée en fines gouttelettes : la pulvérisation de l'eau est réalisée par l'attraction d'un jet d'air ou de vapeur d'eau.

Les muqueuses nasale et pharyngée bénéficient aussi des inhalations, humages, etc., dont nous parlerons ci-dessous.

B. Pharynx. — Le *gargarisme* représente le bain pharyngien. Une gorgée d'eau ayant été introduite dans la bouche, le sujet renverse la tête en arrière et chasse lentement l'air emmagasiné dans les poumons. Un gargarisme bien exécuté doit laver les parties profondes de la gorge et tous les replis de la région amygdalienne : ce résultat n'est obtenu que si la sortie de l'air se fait doucement, presque silencieusement et sans à-coups. En général, il n'en est pas ainsi, et le gargarisme ne lave que la partie antérieure des amygdales.

La *douche pharyngienne* s'administre au moyen d'un bock-injecteur dont on règle la pression et dont le tuyau d'écoulement se termine par une canule de forme appropriée.

La *pulvérisation pharyngienne* projette sur les parois du pharynx l'eau pulvérisée par un artifice mécanique : brisement d'un jet filiforme contre un tamis à mailles plus ou moins fines ou contre une surface métallique en forme de palette, de tambour, etc. La durée d'une séance de pulvérisation est généralement assez longue : quinze minutes, trente minutes, parfois une heure.

C. Voies respiratoires profondes. — L'eau minérale pourrait être introduite directement dans les voies respiratoires profondes par des *injections intra-trachéales* au moyen de la seringue à embout courbe d'un emploi courant en laryngologie, ou d'une canule trachéale de Rosenthal.

Plus généralement on se contente de faire respirer au malade un air imprégné soit de l'eau minérale pulvérisée en brouillard (eau « brumifiée », selon l'expression de G. Cany), soit des vapeurs et des gaz émanés des sources. Eau brumifiée, gaz et vapeurs peuvent être amenés, par les appareils, jusqu'à l'entrée des voies respiratoires (humage) ou accumulés dans des salles d'*inhalation*, où les malades séjournent pendant un temps plus ou moins long.

Bien des variétés d'eaux sont utilisées ainsi, mais ce sont principalement les eaux sulfureuses qui reçoivent ce mode d'application. L'hydrogène sulfuré qu'elles contiennent ou qu'elles libèrent est porté directement au niveau de la muqueuse bronchique, et peut exercer là l'action que nous lui connaissons (p. 69). Dans certaines stations chlorurées des installations ont été aménagées pour l'inhalation de l'eau salée. A La Bourboule on inhale des vapeurs d'eau arsenicale brumifiée. Au Mont-Dore, les salles d'inhalations sont très importantes ; elles ont inspiré plusieurs œuvres d'art (Voir, hors texte, la planche VI).

Une grande variété existe dans l'instrumentation et la technique : chaque station possède les installations spéciales qui conviennent le mieux aux sortes de maladies qu'on y soigne. Tantôt on y pratique l'inhalation des gaz seuls, ou des gaz et des vapeurs, tantôt on mélange aux gaz de l'eau brumifiée. Les inhalations sont chaudes (La Bourboule, le Mont-Dore, Uriage, Allevard, etc.), ou froides (Challes, Marlioz, Saint-

Honoré, Enghien, etc.). Le humage se pratique surtout à Luchon, à Ax, à Cauterets, à Bagnères-de-Bigorre, etc. ; les deux premières de ces stations pratiquent le humage tel que le définit Baqué : « C'est un mode d'inhalation personnelle basé sur l'extrême facilité avec laquelle certaines eaux s'altèrent à l'air libre et dégagent spontanément des vapeurs très riches en hydrogène sulfuré libre et en soufre directement assimilable. »

La durée des séances varie avec la nature de l'eau, la maladie, le sujet, et aussi avec la technique employée. En règle générale, les inhalations froides de gaz sont d'une courte durée, mais répétées plusieurs fois dans la journée. Certaines inhalations chaudes sont prolongées pendant cinquante minutes à une heure.

D. **Voies digestives.** — Les *bains de bouche* ne sont guère utilisés qu'à Saint-Christau contre la leucoplasie buccale.

Le *lavage de l'estomac* se pratique, suivant la technique ordinaire, avec un tube de Faucher ou une sonde à double courant d'Auhdoin. Les indications en ont été très restreintes depuis quelques années, et on ne les emploie plus guère actuellement dans des stations d'eaux alcalines (Vichy, Châtel-Guyon), que chez des malades présentant un certain degré de stase gastrique avec liquide résiduel à jeun.

Le *lavage de l'intestin* ou *entéroclyse* est un lavage effectué sans pression. Il se différencie nettement de la douche intestinale, qui comporte une certaine pression et dont les effets physiologiques sont différents.

On fait usage d'un récipient gradué rempli d'eau minérale chauffée à la température voulue (en général 36° et 40°), récipient fixé sur un support à élévation variable. Il est réuni, par un tuyau de caoutchouc, à une canule rectale molle, d'une longueur de 30 à 50 centimètres ou plus. Le malade se couche, en s'inclinant sur le côté gauche, sur un lit spécial muni d'une cuvette en son milieu. L'appareil injecteur étant amorcé et le récipient étant élevé d'environ 40 centimètres au-dessus du plan du lit, la sonde est enfoncée dans l'anus lentement, aussi loin que possible : la pénétration est facilitée par l'écoulement de l'eau, qui déplisse la muqueuse au devant de l'extrémité de la sonde.

On fait ainsi pénétrer de $\frac{1}{2}$ à 2 litres d'eau minérale, en réduisant la pression si le malade accuse une sensation douloureuse. Pendant le cours de l'opération, le patient se retourne progressivement sur le dos, puis sur le côté droit. La quantité d'eau prescrite ayant été administrée, la sonde est retirée et le malade reste un moment dans la position horizontale. Puis il se relève et s'assied pour aller à la selle.

Cette opération, qui n'est en somme qu'un lavement évacuant, n'est habituellement que le premier temps du lavage de l'intestin. Le malade, après avoir vidé son intestin, se recouche sur le lit d'entéroclyse. On réintroduit une sonde à double courant, et on laisse de nouveau passer plusieurs litres d'eau qui, cette fois, agit non plus comme évacuant, mais comme topique sur la muqueuse intestinale.

Suivant la température de l'eau, sa concentration moléculaire et la nature des principes minéraux dissous, l'entéroclyse peut exercer une simple action de lavage, ou s'accompagner d'une absorption de l'eau employée (eau hypotonique) ou d'une exsudation séreuse à travers la paroi intestinale (eau hypertonique) ; elle peut aussi exciter ou au contraire calmer les contractions de la tunique musculaire de l'intestin, provoquer ou ne pas provoquer de modifications circulatoires localement et à distance. Les effets thérapeutiques que l'on peut tirer de l'emploi des entéroclyses d'eau minérale sont donc extrêmement variés et, selon les circonstances, opposés les uns aux autres. Inopportunément administré, un lavage d'intestin très correctement pratiqué peut donner un résultat contraire à celui qu'on en attendait. L'abus qui en a été fait dans certaines stations a jeté sur ce procédé d'application de l'eau minérale un discrédit immérité : l'emploi des entéroclyses d'eau minérale donne des résultats excellents quand l'indication est judicieusement posée et que le médecin règle soigneusement la posologie d'après les réactions qu'il constate chez son malade.

La *douche intestinale* ou *douche ascendante* est beaucoup moins employée que l'entéroclyse. Elle consiste dans la pénétration de l'eau sous pression dans l'intestin. On peut en décrire plusieurs variétés.

Dans la douche anale, le jet d'eau vient frapper le sphincter anal du malade assis, force sa résistance au bout de quelques instants, et le liquide pénètre dans le rectum.

La douche rectale est une entéroclyse avec projection de l'eau sous pression contre la muqueuse rectale. L'effet de la percussion s'ajoute aux autres effets dus à la température de l'eau et à sa composition.

Si la quantité d'eau employée est abondante, la douche rectale devient une douche intestinale.

Les douches ascendantes trouvent leur application lorsqu'on veut stimuler énergiquement un intestin atone et aussi lorsqu'il faut agir sur la circulation sanguine pelvienne pour modifier un état inflammatoire chronique, par exemple dans certaines formes de métrite et de périmétrite, dans la prostatique chronique et dans les congestions hémorroïdaires. Elles exercent une action réflexe sur la circulation hépatique et à ce titre sont utilisées contre la congestion du foie. On les a employées à Enghien et à Luchon contre les oxyures, mais comme tous les autres, ce traitement local du parasite ne dispense pas d'un traitement anthelminthique « per os ».

E. Organes génito-urinaires. — Chez l'homme, on pratique dans quelques stations des injections d'eau minérale dans l'urèthre et dans la vessie. Les injections uréthrales d'eau sulfureuse ont donné des résultats dans l'uréthrite chronique. Les lavages de la vessie sont faits avec ou sans sonde.

Chez la femme, les irrigations et les douches vaginales d'eau minérale sont employées dans toutes les stations spécialisées pour le traitement des maladies utérines.

Les *irrigations vaginales* sont données sans pression, ou avec une faible pression ne dépassant pas 40 à 60 centimètres. La *douche vaginale* n'en diffère que par la pression plus forte.

Les unes et les autres sont administrées au moyen d'une canule simple ou d'une canule à double courant (utile pour les injections très chaudes), reliée par un tuyau souple à un récipient à élévation variable. La malade se place sur un siège spécial, ou reçoit l'injection pendant la durée d'un bain d'eau minérale.

De même que pour les entéroclyses, les irrigations et les douches vaginales exercent des actions différentes suivant que l'eau est plus ou moins chaude, d'une tonicité plus ou moins rapprochée de celle du sérum sanguin, suivant aussi que la pression est plus ou moins élevée, suivant enfin que l'eau minérale choisie contient tels ou tels éléments minéraux et possède un pouvoir radio-actif plus ou moins prononcé.

L'irrigation faite avec une eau dont la température est voisine de celle du corps et dont le point cryoscopique est rapproché de —0°56, point cryoscopique des humeurs de l'organisme, agit seulement par les propriétés chimiques et biologiques de l'eau minérale. C'est ainsi que l'on emploie les irrigations d'eau alcaline tiède (Vichy) en vue de débarrasser le vagin des liquides muco-purulents qui y séjournaient, de fluidifier et d'alcaliniser les sécrétions utéro-vaginales.

A cette action s'ajoute une action de déplétion des tissus utérins et péri-utérins par exsudation osmotique, si l'on fait usage d'une eau hypertonique (Salies-de-Béarn, Salins-Moutiers), action d'autant plus énergique que la concentration moléculaire de l'eau est plus forte. Cette action déplétive s'accompagne d'une régularisation de la circulation sanguine dans le petit bassin.

Si l'on élève la température de l'eau à 45°-48°, la suractivité circulatoire sera plus prononcée, mais tendra en même temps à la décongestion des organes pelviens par vaso-constriction des vaisseaux utérins : l'irrigation est hémostatique et antiphlogistique.

Elle devient stimulante si on la transforme en douche en augmentant la pression. On l'utilisera sous cette forme pour réveiller un utérus atone ou pour stimuler une ancienne lésion péri-utérine torpide.

En résumé, les irrigations vaginales provoquent des réactions locales très différentes suivant leur mode d'administration : celui-ci devra varier avec les indications spéciales à chaque cas.

§ 6. — L'EAU MINÉRALE EN APPLICATIONS SUR LA PEAU.

A. **Modes d'action**. — Bains et douches d'eau minérales ont été de tous temps très employés et continuent à être des procédés courants. L'expérience a solidement établi la réalité de leur action thérapeutique. L'explication de cette action exige que nous entrions dans certains développements.

Action thermique. — L'eau minérale en application externe agit d'abord en tant qu'eau proprement dite, capable de déterminer sur l'organisme des réactions différentes suivant sa température.

L'eau froide, c'est-à-dire à une température inférieure à 25°, provoque, pendant les premiers instants de son application, une vaso-constriction des vaisseaux superficiels et, dans la profondeur, de l'hyperémie avec élévation de la pression sanguine. En même temps, l'organisme lutte contre le refroidissement par une augmentation des combustions cellulaires (phase thermogène).

A ce spasme périphérique initial fait suite une période de relâchement des vaisseaux, avec hyperémie de la peau et décongestion des organes profonds. L'eau soustrait de la chaleur au corps, qui se refroidit (phase frigorigène).

L'eau tiède (aux environs de 34°) n'a aucune action thermique.

L'eau chaude (au-dessus de 35°) produit de la vaso-dilatation périphérique, de la décongestion des organes profonds et une élévation de la température du corps.

Sur le système nerveux, l'eau froide a une action tonique, l'eau chaude une action sédative.

ACTION MÉCANIQUE. — L'action thermique de l'eau est renforcée ou modifiée s'il s'y surajoute une action mécanique, l'eau étant projetée sur le corps avec une pression plus ou moins forte.

La percussion de l'eau sur la peau congestionne la périphérie et décongestionne les parties centrales du corps. Si donc l'eau froide est employée sous une forme percutante, la phase de thermogénèse initiale que provoque son application tend à être réduite, et l'action frigorigène s'exerce seule.

PRINCIPES MINÉRAUX. — L'absorption, par la peau, des principes minéraux présents dans l'eau minérale a été niée par de nombreux auteurs. Nous avons vu (p. 48) que certains de ces principes pouvaient être absorbés par ionisation.

Mais, même en l'absence de toute absorption directe, la présence d'éléments salins n'est pas indifférente. Ceux-ci exercent sur les couches cellulaires superficielles de la peau une action antiseptique, une action d'imbibition et une action de décapage qui peuvent être utiles dans certaines dermatoses.

8.

Gaz et radio-activité. — La peau peut absorber certains gaz. L'hydrogène sulfuré, l'acide carbonique et l'émanation du radium et du thorium pénètrent à travers la peau et exercent leur action localement et dans l'organisme entier.

Inhalation. — Pendant toute la durée du bain, le malade respire, à quelques centimètres de la surface de l'eau, un air qui contient les gaz et la radio-activité émanés de l'eau. Nous avons particulièrement signalé plus haut comment les émanations à vie courte du thorium et de l'actinium étaient absorbées par la muqueuse respiratoire des malades plongés dans un bain d'eau minérale radio-active. Il en est de même pour les douches ; le sujet douché inhale, en plus, de l'eau minérale pulvérisée, et, à l'action thermique et mécanique de l'eau, s'ajoute l'action de l'inhalation.

B. **Balnéothérapie**. — Le malade plonge le tronc et les membres (bain entier), ou bien plonge seulement une partie du corps (bain partiel) dans une baignoire ou dans une piscine remplie d'eau minérale. Le bain peut être chaud, tempéré ou froid, à eau dormante ou à eau courante.

Bain entier. — Dans certaines stations (Nancy, Salins-Moutiers, etc.) l'eau coule abondamment à une température de 35° à 36°, les baignoires et les piscines sont alimentées d'eau courante arrivant directement du griffon. Dans ces conditions, l'eau minérale a conservé toutes ses propriétés originelles.

Lorsque l'eau thermale est très chaude, on la refroidit avant usage ; lorsqu'elle est froide, elle doit être réchauffée, soit dans des chaudières, soit, ce qui est préférable, par des serpentins où circule de la vapeur, soit par un jet de vapeur dans la masse de l'eau, soit enfin par un mélange avec de l'eau ordinaire bouillante.

L'eau minérale est employée pure ou mélangée en proportions variables avec de l'eau ordinaire. Certaines eaux minérales, très chargées de sels (Salies-de-Béarn, Biarritz-Briscous), sont ainsi fréquemment diluées avant d'être utilisées pures. La minéralisation d'autres eaux est parfois renforcée par addition d'eaux-mères, c'est-à-dire du liquide recueilli quand, après évaporation, on a précipité et retiré la plus grande partie du sel marin dissous dans l'eau.

La durée des bains varie avec la nature de l'eau, sa température et l'effet qu'on veut en obtenir. Elle va de une ou deux minutes (eau très froide) à plusieurs heures (bains tièdes sédatifs de Néris). Suivant les indications du médecin, qui se guide lui-même sur les réactions présentées par le malade, le bain est renouvelé tous les jours, ou seulement tous les deux ou trois jours, ou encore, au contraire, deux fois dans la même journée.

Les premiers bains sont en général prescrits de courte durée ; s'il s'agit d'eaux chlorurées sodiques concentrées, l'eau minérale est diluée avec de l'eau ordinaire ou employée d'abord en bains à eau dormante. Progressivement on augmente la durée des bains et leur concentration jusqu'à ce qu'on arrive au bain prolongé pur à eau courante. Il y a pour chaque malade des conditions balnéothérapiques (durée, concentration, répétition), variables avec chaque individu, par lesquelles on obtient le résultat thérapeutique le meilleur.

BAIN PARTIEL. — Le *demi-bain*, qui a joui autrefois d'une grande faveur, est encore employé dans de nombreuses stations. Au Mont-Dore, il constitue un des éléments importants de la cure : le malade est placé jusqu'à mi-corps dans un bain d'eau hyperthermale courante à l'émergence des sources. Ce demi-bain agit comme une vaste ventouse sur la moitié inférieure du corps et produit une action dérivative est décongestionnante sur l'appareil pulmonaire.

Le *bain de siège* est administré au moyen d'une

baignoire circulaire dans laquelle le malade est assis : l'eau baigne jusqu'à mi-cuisse et ne dépasse pas, en haut, le niveau de l'ombilic. Cette baignoire est munie d'un dossier pour que le malade puisse rester un temps suffisant dans la position voulue.

Le bain de siège froid à eau dormante ou à eau courante provoque une réaction circulatoire très vive dans tous les organes pelviens et a une action excito-motrice réflexe sur l'intestin et sur l'utérus.

Le bain de siège chaud est sédatif.

Très chaud et prolongé, il congestionne violemment le petit bassin.

Le *bain de pieds* froid provoque d'abord une vaso-constriction puis une vaso-dilatation intense des vaisseaux des membres inférieurs et décongestionne l'encéphale. Comme le bain de siège froid, c'est un excitant de la contraction des fibres utérines.

Le bain de pieds très chaud exerce une action dérivative analogue à celle des autres bains chauds partiels.

BAINS CARBO-GAZEUX. — L'immersion dans une eau minérale chargée d'acide carbonique a, sur la circulation sanguine, des effets qui sont utilisés dans le traitement des maladies de l'appareil cardio-vasculaire (1). Ces bains, qui peuvent être donnés dans toutes les stations dont les eaux sont chaudes et riches en acide carbonique, sont surtout appliqués à Royat.

L'action du bain carbo-gazeux est double. Au début du bain, il se manifeste un effet hypotenseur par

(1) P. MATHIEU (de Brides), G. RICHARD et HARANCHIPY (de Royat), *Traitement des maladies cardio-vasculaires par la massage, le mouvement et les agents physiques.* Doin, édit. 1922.

M. PERRIN et G. RICHARD, *L'hypertension artérielle.* Collection des actualités médicales, J.-B. Baillière, édit., 1921.

vaso-dilatation périphérique et sédation du sympathique : pendant cette période qui est très brève, le cœur se ralentit, la pression artérielle baisse, l'amplitude du pouls augmente. Cette première phase est bientôt suivie d'une période secondaire où domine un effet de vaso-constriction profonde : on n'a plus ici l'action hypotensive et sédative du début, mais un effet cardio-tonique légèrement hypertenseur.

Suivant les cas, on utilise la phase sédative seule, par exemple chez un hypertendu dont on veut diminuer le spasme artériel et abaisser la tension, ou la phase de vaso-constriction secondaire si on recherche surtout un effet cardio-tonique et toni-vasculaire.

On est arrivé, à Royat, à prolonger la phase sédative (sans cela trop brève pour être facilement maniable) en recueillant l'eau gazeuse dans des réservoirs clos et calorifugés. Une partie de l'acide carbonique se perd en se déposant sous forme de carbonates alcalins : c'est le bain A, ou bain déposé. Le bain cardio-tonique à eau non reposée naturelle est appelé bain B.

Différents appareils ont été inventés pour gazéifier par l'acide carbonique des bains naturellement non gazeux. Le procédé le plus simple consiste à ajouter à l'eau du bain un mélange effervescent à base d'acide chlorhydrique et de bicarbonate de soude (1). Le bain carbo-gazeux artificiel ainsi préparé peut rendre des services, mais est très inférieur au bain carbo-gazeux naturel.

BAINS DE BOUE. — Les boues déposées ou simplement imprégnées par les eaux minérales sont utilisées

(1) La formule de Schott est, pour 300 litres d'eau : chlorure de sodium, 3.000 gr. ; bicarbonate de soude, 250 gr. ; chlorure de calcium, 300 gr. ; acide chlorhydrique à 25 %, 350 grammes (bain faible).

On double ou on quadruple la dose pour obtenir un bain moyen ou un bain fort.

dans de nombreuses stations françaises et étrangères, en particulier à Dax, à Saint-Amand, à Préchacq, à Barbotan, à Aix, à Uriage, à Bourbonne, à Balaruc, à Salins-Moutiers, etc. ; en Italie, à Viterne, à Acqui, à Battaglia et à Valdieri.

Le mode de préparation des bains et l'installation sont différents suivant les stations.

A Saint-Amand, un plancher monté sur pilotis recouvre directement le terrain boueux. Les malades pénètrent dans la boue par des orifices pratiqués dans le plancher et dont chacun correspond à une case individuelle. La boue est chauffée par des serpentins de vapeur qui la traversent.

La boue de Dax est tantôt appliquée localement, tantôt ajoutée à l'eau des bains. Ceux-ci sont pris dans de petites piscines individuelles, profondes de 1 mètre à 1 m. 40 et chauffées par un manchon dans lequel circule de l'eau minérale à 59°. L'eau minérale pénètre dans la piscine par de multiples orifices qui s'ouvrent tout autour et dans la profondeur.

A Barbotan et à Préchacq, la préparation des bains de boue est analogue.

Ailleurs, on se contente de mélanger à l'eau minérale une certaine proportion de la boue provenant des dépôts de l'eau.

Certaines stations utilisent des boues apportées de très loin, notamment de Battaglia ; d'autres en fabriquent même artificiellement. Ces boues transportées ou artificielles sont inférieures aux boues naturelles utilisées sur place, surtout lorsque celles-ci sont radio-actives (Dax, Saint-Amand, Balaruc, Barbotan, etc.).

Les bains de boue sont généraux ou partiels. Dans ce cas, on recouvre la région malade d'un cataplasme épais de boue chaude (Voir, hors texte, planche VIII, p. 130-131).

Leur durée varie suivant la variété de boue, la température de l'application et la nature de la maladie. Les bains entiers sont pris en général à la température voisine de 40°, parfois à 42° ou 45°, ces derniers bains étant toujours très courts. En applications locales, la température est encore plus élevée.

Les bains de boue agissent à la fois par leur thermalité, leur minéralisation, leur radio-activité et la pression qu'ils exercent sur le corps. Ils provoquent une vive révulsion avec vaso-dilatation périphérique, accélération circulatoire et sudation abondante. Les échanges nutritifs sont augmentés et la vitalité des parties malades est accrue.

On les emploie dans le traitement des rhumatismes chroniques, des dermatoses, des affections utéro-ovariennes, et accessoirement pour stimuler l'état général des anémiques et de certains névropathes.

On peut rapprocher des bains de boue l'emploi des conferves en applications locales. A Néris, à Bourbon-Lancy, les conferves qui se développent dans l'eau minérale servent à des applications contre les névralgies et certaines affections articulaires. La barégine de Cauterets est utilisée dans le traitement de certaines dermatoses rebelles.

C. **Procédés d'hydrothérapie percutants. Douches.** — Aussi fréquemment qu'en bains, l'eau minérale est employée en douches, c'est-à-dire sous forme de colonne liquide projetée, d'une certaine hauteur ou sous une certaine pression, avec un diamètre variable, sur la totalité ou sur une partie du corps.

La réaction provoquée par la douche est d'autant moins forte que la température de l'eau se rapproche plus de celle du corps, que la force de percussion est moins grande et que la durée d'application est moins prolongée. Elle est d'autant plus violente que la température chaude ou froide de l'eau est différente de celle du corps, que le jet frappe plus brutalement celui-ci et que l'application est prolongée plus longtemps.

L'appareil le plus communément employé pour la douche est une simple lance, par laquelle s'écoule l'eau emmagasinée dans des réservoirs situés à 14 ou 15 mètres de hauteur. La lance est alimentée par deux conduites amenant l'une l'eau chaude, l'autre l'eau froide : un mélangeur manœuvré par le doucheur permet d'obtenir rapidement la température prescrite pour la douche. Le doucheur gradue la force de percussion en brisant plus ou moins le jet avec un doigt placé devant l'orifice de la lance.

D'autres appareils permettent d'administrer des douches en pluie (douche en pluie, douche en cercle), des douches en lames (douches en lames concentriques, en lames obliques), des douches à jets multiples convergents, des douches pulvérisées, des douches en épingles, des douches filiformes, etc.

L'application est générale ou locale : douche thoracique, douche épigastrique, dorsale, hépatique, lombaire, abdominale, plantaire, périnéale, etc.

L'eau est chaude, tiède ou froide. Elle est maintenue à une température uniforme pendant toute la durée de la douche, ou bien, par une manœuvre du mélangeur, la température varie. Certains appareils (bain de siège à percussion) donnent des jets qui peuvent être chacun à une température différente.

La durée varie de quelques secondes à plusieurs minutes. Elle est en général d'autant plus courte que l'eau chaude ou froide s'écarte davantage de la température du corps.

Douches générales. — La douche générale à 35°-36°, prolongée pendant une à cinq minutes, est sédative et antispasmodique. Au-dessus de 37° jusqu'à 45° et 50°, elle est excitante ; elle congestionne la peau et active la sudation. A ces températures, les *douches* sont dites *chaudes ou très chaudes.*

La *douche tiède* à 33°-36° est sans action sur la température du corps.

La *douche froide* est stimulante. Elle est généralement donnée à la lance, vivement, en enveloppant le malade d'un seul coup, de haut en bas, en commençant par la face postérieure du corps et en terminant par la face antérieure. Le jet est promené rapidement et fréquemment du haut en bas du corps, jusqu'à ce que les signes de réaction apparaissent à la peau. Sa durée totale et toujours courte : dix à trente ou quarante secondes.

Certains sujets réagissent difficilement et supportent mal la douche froide. On peut faire usage pour eux d'un procédé d'hydrothérapie mixte appelé *douche écossaise*. La douche est commencée avec de l'eau à 35°, dont on élève la température progressivement jusqu'à 42° et plus ; elle se termine par un jet brusquement refroidi à 8° ou 10° pendant quelques secondes. Si l'application chaude est prolongée et le jet froid très court, celui-ci neutralise simplement l'excès de chaleur périphérique, sans qu'il y ait de refroidissement du corps : la douche a une action révulsive. Si l'aspersion froide est plus prolongée, la réaction thermique est plus marquée, et la douche a une action tonique.

Les mêmes effets sont obtenus par la *douche avec transition* : comme précédemment, on commence par une douche chaude à 35°-36°. Lorsque la peau est devenue rouge, on diminue progressivement la température de l'eau pendant quelques secondes.

La *douche alternative* consiste à donner plusieurs fois de suite alternativement, pendant 15 à 20 secondes chaque fois, une douche chaude et une douche froide, en commençant par une application chaude et en terminant par une application froide. La douche alternative produit une révulsion énergique.

Une mention spéciale doit être faite de la *douche baveuse*, qui est une douche en large jet sous une pression très faible.

Douches locales. — Les douches locales sont données à la lance, avec jet plus ou moins brisé, suivant les indications thérapeutiques, ou avec des appareils spéciaux.

La *douche thoracique* chaude agit comme un révulsif dans le traitement des affections chroniques des voies respiratoires.

La *douche épigastrique* froide, à jet brisé, est employée dans certaines dyspepsies hyposthéniques.

Les *douches hépatique* et *splénique* ont été proposées pour le traitement des hépatites chroniques, de la congestion du foie et des splénomégalies paludéennes.

Les *douches abdominales* chaudes agissent dans la constipation spasmodique ; elles sont données froides contre la constipation par atonie intestinale.

La *douche sur les pieds*, froide ou très chaude, exerce la même action décongestionnante sur l'encéphale que le bain de pieds froid ou chaud.

La *douche plantaire* peut être administrée à la lance, le malade présentant au jet successivement la plante de chaque pied, ou au moyen d'une paire de semelles creuses au-dessous desquelles un appareil projette un grand nombre de jets. On utilise l'action vaso-constrictive réflexe qu'elle exerce sur les vaisseaux de l'encéphale et de l'utérus. Elle est donnée chaude dans les états congestifs du cerveau, froide dans les métrorrhagies et l'atonie utérine.

Le *bain de siège à percussion*, dénommé aussi bain de siège à eau courante, contient à la fois les douches périnéale, anale, lombaire, et une douche en cercle percutant le pourtour du bassin. Chaud et prolongé, il est sédatif et se trouve indiqué dans les états douloureux des organes pelviens. Froid et de courte durée, il a des effets excito-moteurs et résolutifs : on l'emploie contre l'atonie vésicale, la congestion ovarienne, les hémorroïdes torpides.

La *douche filiforme* de la Bourboule et la *douche*

en épingles de Saint-Christau, utilisées également dans d'autres stations, sont des révulsifs puissants, dont l'action reste localisée au point d'application sur les téguments. On les utilise principalement dans certaines maladies cutanées : troubles trophiques, pelade, dermatoses torpides. Accessoirement elles exercent une action analgésique dans les névralgies et les arthrites chroniques douloureuses.

A Saint-Nectaire, on administre aux albuminuriques, sous le nom d'*affusions lombaires*, des douches chaudes données avec une pression de 3 à 5 mètres.

Procédés complexes. — La douche et le bain peuvent être combinés entre eux ou associés au massage. Nous avons déjà parlé de l'association des irrigations vaginales avec les bains généraux. D'autres procédés complexes sont couramment employés dans les stations hydrominérales.

La *douche-massage* est pratiquée suivant plusieurs procédés différents. La douche-massage d'Aix consiste dans un massage général pratiqué par deux masseurs qui, en même temps qu'ils pétrissent le corps, projettent sur la partie massée une douche en jet plein très faiblement percutante. La douche-massage de Vichy est un massage exécuté pendant que le malade couché reçoit une douche en pluie sur tout le corps. Dans la douche-massage d'Uriage, ou douche de Gerdy, le malade est étendu sur un plan incliné portant, à sa partie inférieure, un rebord assez élevé pour maintenir l'eau chaude aux pieds. L'eau tombe perpendiculairement sur toutes les parties du corps pendant que le doucheur masse et frictionne.

La douche-massage réunit les propriétés de la douche et du massage. Ses effets peuvent être différents suivant les manipulations massothérapiques et la température de l'eau. D'une façon générale, elle facilite localement la résorption des exsudats et des engorgements, elle régularise et elle active les phénomènes de la nutrition cellulaire (Voir, hors texte, les planches IX et X, p. 155-156).

La *douche sous-marine* est une douche sous l'eau. Le malade, placé dans un bain général, reçoit sur la partie malade un jet d'eau chaude à 40° ou 45°. Appliquée à l'abdomen, comme on le fait à Plombières, la douche sous-marine réalise une sorte de massage abdominal dont on gradue l'intensité en rapprochant plus ou moins le jet de la paroi : elle est sédative et convient aux entéritiques spasmodiques. Dirigée sur les articulations, elle est utilement employée dans les rhumatismes chroniques douloureux.

D. **Les gaz et les vapeurs en applications externes.** — On peut faire agir sur la peau et les muqueuses tégumentaires uniquement les gaz et les vapeurs émanés spontanément des sources ou produits par l'eau chauffée.

ÉTUVES. — Quel que soit le dispositif adopté, qui varie avec chaque station, l'étuve est un local clos dans lequel pénètrent les vapeurs et les gaz de l'eau minérale. Le malade y séjourne plus ou moins longtemps (bain d'étuve), on y plonge le corps à l'exception de la tête (bain de caisse), ou enfin on y place seulement une partie du corps (étuve partielle).

Le bain complet d'étuve agit à la fois par l'inhalation des vapeurs et des gaz, par les modifications circulatoires qu'il détermine du côté de la peau et par une action résolutive sur les articulations. En tant que pratique thermothérapique, il tend à être supplanté par le bain de lumière qui a une action analogue et qui est moins pénible pour le malade. Dans le bain de vapeur, qui constitue un milieu saturé d'humidité, l'évaporation de l'eau de la transpiration est difficile : le mécanisme régulateur de la température du corps ne joue pas de la manière habituelle ; le bain est congestionnant, assez pénible à supporter, et peut devenir dangereux en cas de troubles circulatoires. La transpiration dans le bain de vapeur est beaucoup moins abondante qu'elle ne semble, parce qu'il s'y mêle un grand nombre de gouttelettes d'eau provenant de la condensation de la vapeur. Signalons toutefois que le bain de vapeur n'est pas employé seul; quand le malade en sort, on l'enveloppe de linges chauds et on le soumet à un repos prolongé au cours duquel la sudation se complète. Parfois on l'associe à une séance de massage ou d'hydrothérapie, ainsi on en évite les inconvénients et on en obtient des effets excellents. En général le bain de vapeur naturelle n'est pas une simple pratique thermothérapique, car la plupart des eaux dont on utilise ainsi la vapeur sont radio-actives, certaines très fortement. Il en résulte qu'une étuve contenant une telle vapeur mérite le nom d'*émanatorium* (Piéry) et que son usage n'est pas seulement une application de vapeur et de chaleur, mais une véritable utilisation des émanations du radium et des substances du même groupe (« émano-thérapie »).

Le bain de vapeur doit être réservé aux sujets jeunes et vigoureux, dont l'appareil circulatoire est en bon état. Il peut alors avoir des effets favorables dans les états rhumatismaux, certaines maladies de la peau, les catarrhes chroniques et quelques névroses. C'est une arme précieuse, bien que son maniement soit délicat (Voir, hors texte, planche V, l'aspect des étuves romaines de Plombières).

Il se combine en général avec la douche, le massage ou le bain de piscine, dont l'ensemble constitue le bain turc, le bain russe, le bain maure. A Aix-les-Bains, les bains locaux de vapeur naturelle de la source d'Alun sont réalisés au moyen d'appareils spéciaux, auxquels on a donné le nom du chimiste Berthollet (Voir, hors texte, la planche XI, p.166-167).

Douche de vapeur. — La douche de vapeur s'administre au moyen d'un jet de vapeur dirigé par une lance sur la partie malade. Son action localisée n'a pas les inconvénients du bain de vapeur. Elle est indiquée dans les catarrhes bronchiques (douche thoracique), les arthrites, les névrites et même les myélites.

Bains gazeux. — L'hydrogène sulfuré où l'acide carbonique émanés des sources peuvent être employés en bains généraux de caisse ou de baignoire, et en douches locales : douche vulvaire, vaginale, auriculaire, nasale, etc. A Luchon, à Cauterets, à Ax, l'hydrogène sulfuré sert à des insufflations directes dans l'oreille moyenne.

§ 7. — LES ADJUVANTS DE LA CURE THERMALE.

L'emploi de l'eau minérale en boisson ou en applications externes constitue l'élément principal d'une cure hydrominérale. Mais il est logique d'y associer tous les autres moyens thérapeutiques qui peuvent concourir à amener la guérison. Le malade, écrit Linossier, « vient dans une station thermale pour l'eau minérale, mais il y vient avant tout pour se guérir, et on ne saurait blâmer les stations de mettre à la disposition du corps médical toutes les ressources de la thérapeutique physique, si parmi ces ressources il en est qui peuvent, en quelque mesure, accentuer ou compléter l'action de l'eau. Un traitement physio-thérapique ne peut pas se faire facilement avant ou après la saison thermale. En dehors de quelques très grandes villes, on ne trouve pas, pour un tel traite-ment, les ressources groupées dans les grandes villes d'eaux. Nulle part on ne trouve un matériel physio-thérapique strictement adapté au traitement d'un même groupe de malades. Enfin il est souvent tout à fait impossible aux malades, quand ils ont repris leurs occupations habituelles, de trouver le temps nécessaire pour se soumettre à une thérapeutique souvent très absorbante. Il est donc sage de profiter des quelques semaines qu'ils ont sacrifiées à leur santé, pour obtenir le maximum de profits ».

Ces adjuvants de la cure hydrominérale sont : le régime alimentaire, le massage, la thermothérapie, l'électrothérapie, la mécanothérapie et les exercices physiques. L'emploi des médicaments proprement dits est habituellement le plus réduit possible et réservé à des indications d'urgence.

Enfin, parmi les adjuvants, doivent figurer les conditions hygiéniques nouvelles dans lesquelles le malade va vivre pendant les quelques semaines de cure : changement de milieu, altitude, insolation, vie au grand air, etc.

A. **Régime alimentaire.** — La plupart des malades qui fréquentent les stations hydrominérales sont des diathésiques (goutteux, diabétiques, obèses, lithiasiques, etc.) dont l'alimentation doit être réglée et surveillée. Ce sont des hépatiques, des azotémiques, des chlorurémiques, pour lesquels un régime alimentaire spécial est absolument nécessaire.

Les hôteliers et restaurateurs combinent donc les menus d'après les catégories de malades qu'ils ont à héberger et à nourrir. Le client obtient, sur présentation de l'ordonnance délivrée par son médecin, le régime qui lui est prescrit : régime hypoazoté, régime déchloruré, régime avec ou sans féculents, etc. Dans plusieurs stations, des « restaurants de régimes » ont été ouverts, où le « chef » s'ingénie à présenter, sous un aspect engageant et sous une forme variée, des mets qui, sans des artifices de préparation, resteraient peu appétissants et lasseraient vite, par leur monotonie, les palais les moins exigeants. Dans les hôtels où sont juxtaposés les menus de régime et les menus ordinaires, les malades devront être toujours assez raisonnables pour rester fidèles aux prescriptions diététiques et ne pas faire d'emprunts aux mets destinés aux convives bien portants.

B. **Massage**. — Il n'est pas de stations où le massage ne soit considéré par les malades comme un des éléments les plus utiles de la cure. Cette réputation est souvent surfaite. Tel qu'il est souvent pratiqué par certains masseurs et masseuses qui exercent leur métier dans les villes d'eaux, il est tout au plus un procédé hygiénique, dénué d'une réelle efficacité thérapeutique.

Il devient vraiment médical et contribue puissamment au traitement des affections musculaires et articulaires, des maladies de l'appareil cardio-vasculaire, des maladies gastro-intestinales et des affections gynécologiques, quand il est appliqué par un médecin spécialisé, ou, sur la surveillance de celui-ci, par des professionnels instruits, intelligents et dociles.

Il en est du massage comme des pratiques hydrothérapiques que nous avons étudiées précédemment. Nous avons dit par exemple comment une douche pouvait produire des effets diamétralement opposés suivant la température de l'eau, la durée de l'application et la pression avec laquelle l'eau est projetée sur le corps. De même, suivant la nature des manœuvres employées, la force développée par le masseur, la cadence des manipulations et la durée de la séance, le massage a une action stimulante ou sédative, congestionnante ou décongestionnante, hypertensive ou hypotensive, cardio-tonique ou cardio-sédative, etc. Le résultat cherché ne sera obtenu que si le médecin qui prescrit un massage en connaît exactement la technique et le mode d'action, et si le masseur exécute rigoureusement l'ordonnance détaillée du médecin.

Nous n'avons ici qu'à indiquer l'emploi possible

du massage au cours des cures thermales, sans entrer dans les détails qui trouvent leur place dans les ouvrages spéciaux (1).

C. **Thermothérapie.** — Le bain d'air sec surchauffé et surtout le bain de lumière sont, et avec raison, très utilisés dans les stations thermales. Le malade complètement nu est placé jusqu'au cou dans une caisse en bois dont l'air est chauffé par des radiateurs ou par des ampoules électriques : dans ce dernier cas, l'action de la lumière s'ajoute à l'action de la chaleur. La température à l'intérieur de la caisse, température mesurée avec un thermomètre à cuvette recouverte de noir de fumée, est élevée jusqu'à 60°, 80°, au maximum 90°. La tête du sujet est rafraîchie par l'application de compresses froides fréquemment renouvelées.

Il se produit de la vaso-dilatation périphérique, et, conséquence purement mécanique, une diminution de la pression sanguine. En même temps, une abondante transpiration s'établit, qui représente 500, 1.000, 1.200 grammes et plus de sueur suivant la durée du séjour dans la caisse.

Après le bain de lumière, le malade se repose un certain temps, enveloppé dans des couvertures ; puis il reçoit une douche fraîche.

Le bain d'air sec surchauffé ou de lumière peut être appliqué seulement à une portion du corps. La température peut alors sans inconvénient être portée à 100°, 130° et même 150°. Un tel bain exerce, sur

(1) En ce qui concerne l'emploi du massage dans l'obésité, nous avons, dans le volume que nous avons consacré à cet état pathologique, donné des détails très complets sur la technique massothérapique, comme aussi sur la thermothérapie et la mécanothérapie (Voir, hors texte, la planche XII, p. 166-167).

Cf. M. Perrin et P. Mathieu, *L'obésité*. Bibl. des connaissances médicales, E. Flammarion, édit., Paris, 1922.

la partie qui y est soumise, une énergique action révulsive.

Les bains de lumière ne sont pas toujours sans danger pour les sujets dont les artères sont dégénérées. Aussi, dans nombre de stations, ne sont-ils délivrés que sur ordonnance médicale.

D. **Electrothérapie**. — Toutes les applications d'un traitement électrothérapique peuvent être faites dans les grandes stations thermales. Suivant le genre de maladies plus spécialement traitées dans la station, l'appareillage comprend des installations d'électrisation statique, de courants à haute fréquence, de bains électriques, d'ergothérapie passive, de radiothérapie, etc. Un médecin attaché à l'établissement dirige et surveille l'application de ces traitements très spéciaux (Voir, hors texte, la planche XIII, p. 166-167).

E. **Mécanothérapie**. — La mécanothérapie est une méthode de traitement par le mouvement. Qu'il s'agisse de mouvements actifs ou de mouvements passifs, elle permet de doser avec une précision mathématique la résistance à vaincre (c'est-à-dire l'effort à fournir), et aussi la forme et l'amplitude des mouvements à imprimer à une articulation.

Elle nécessite une instrumentation encombrante et coûteuse, qui n'a sa raison d'être que dans les stations importantes, où l'on peut recruter une clientèle suffisante. Les installations de Vichy, d'Aix-les-Bains, d'Evian, de Vittel, de Châtel-Guyon, etc., sont les plus renommées et viennent compléter très heureusement les ressources thérapeutiques des stations (Voir, hors texte, la planche XIV, p. 166-167, représentant la remarquable salle de mécanothérapie de l'établissement thermal de Vichy).

F. **Exercices physiques**. — Le plus grand nombre des malades qui font une cure thermale sont des sédentaires qui ont tout intérêt à se livrer à des exercices physiques. Pour quelques-uns, les obèses en particulier, les exercices sont même le complément presque obligatoire de la cure hydrominérale. Les promenades, les excursions en montagne, le golf, le tennis, la culture physique, sont donc recommandables à peu près à tous les baigneurs (Voir, hors texte, la planche XV, p. 178-179).

Mais, dans bien des cas, l'exercice physique peut être employé comme un véritable procédé thérapeutique, susceptible d'apporter un appoint considérable dans le traitement de nombreuses maladies. Il doit être alors dosé et surveillé comme le serait toute autre médication. Dans plusieurs stations (Brides, Evian, Châtel-Guyon, etc.), on pratique donc, à côté de la cure libre d'exercices physiques, la cure surveillée dans des établissements de gymnastique médicale. Ceux-ci comportent toutes les installations nécessaires pour la rééducation motrice, la cure de terrain et le traitement par le mouvement des troubles circulatoires, de l'obésité, des déviations de la colonne vertébrale, etc. (Voir, hors texte, la planche XVI, p. 178-179).

G. **Changement de milieu, climat, altitude.**— Le changement de milieu, le climat et l'altitude de la station ont une importance qui doit être considérée lorsqu'on fait choix d'une station de cure.

Telle personne, peu gravement atteinte et pour laquelle la saison thermale doit être surtout un dérivatif à une tension continue d'esprit, ira sans inconvénient dans une station mondaine où elle trouvera des distractions nombreuses. Telle autre, au contraire, a besoin d'un repos physique et moral, qu'elle ne rencontrera que dans une station moins fréquentée.

Un climat froid et humide conviendra mal à un rhumatisant ou à un bronchitique, et au contraire facilitera la cure de diurèse en réduisant les pertes aqueuses qui se font par la sueur et par l'haleine.

Une altitude élevée sera éminemment salutaire à un anémique ou à un surmené, mais sera dangereuse pour un hypertendu ou un cardiaque mal compensé.

A côté des propriétés thérapeutiques des sources, le médecin devra donc tenir compte du caractère plus ou moins mondain de la station, de son climat et de son altitude. Son choix dans la détermination de la station où il envoie son malade sera ainsi entouré de toutes les garanties désirables.

§ 8. — LA CURE HYDROMINÉRALE A DOMICILE.

Il nous reste, pour terminer l'étude des modes d'emploi des eaux minérales, à dire quelques mots des cures hydrominérales à domicile.

Les circonstances peuvent empêcher un malade justiciable d'une cure thermale de se rendre dans la station qui lui convient. Peut-il faire chez lui une cure avec l'eau minérale conservée en bouteille, ou avec une eau minérale artificielle ?

Tout ce que nous avons exposé dans la première partie de cet ouvrage doit nous faire préjuger qu'une cure d'eau minérale artificiellement préparée est absolument incapable de donner des résultats comparables à ceux que l'on peut obtenir par l'usage de l'eau minérale naturelle.

Si, copiant l'analyse de reconstitution (p. 62) d'une eau minérale, on essaie de faire une solution artificielle des divers sels qui y figurent, on obtiendra une solution saline qui ne ressemblera pas plus à l'eau minérale naturelle qu'un mélange d'eau, d'acide tartrique, de tanin et de matière colorante ne ressemble à un vin de grand cru.

Il est tout aussi illusoire de vouloir reconstituer une eau minérale en se servant du résidu sec que cette eau abandonne par évaporation. Le produit ainsi obtenu n'est pas dénué de propriétés pharmacodynamiques, mais celles-ci sont différentes des propriétés de l'eau minérale. Le sel de Vichy agit comme agit le bicarbonate de soude, le sel de Brides ou le sel de Karlsbad comme le sulfate de soude, mais non comme l'eau minérale dont ils sont extraits.

L'eau minérale conservée en bonbonnes ou en bouteilles ne peut pas non plus se substituer à l'eau consommée à la source. Elle a perdu en effet sa radio-activité et une partie de ses gaz, et des modifications se sont produites dans l'état sous lequel ses principes minéraux sont en dissolution. Cliniquement son action thérapeutique est beaucoup moins prononcée.

L'eau embouteillée peut cependant rendre des services, en particulier pour compléter une cure faite à la station.

Des précautions minutieuses devront être prises pour l'embouteillage, de façon à perdre le moins possible des gaz naturels de l'eau. Avant d'être bue, la bouteille sera portée, au bain-marie, à la température qu'elle avait à la source. Ces précautions se combineront à celles prises pour éviter la pollution de l'eau.

Les eaux minérales embouteillées utilisées comme eaux de table sont parfois falsifiées par des cafetiers ou hôteliers peu scrupuleux, qui remplissent d'une eau quelconque des bouteilles usagées encore munies de leur étiquette. Le consommateur a donc intérêt à s'assurer toujours de l'intégrité du bouchage. Le service de la répression des fraudes procède du reste à des vérifications fréquentes au moyen de l'analyse chimique des échantillons saisis.

Il convient de se méfier aussi du remplacement des eaux réputées par des eaux analogues, peut-être bonnes, mais n'offrant pas les mêmes garanties.

CHAPITRE X

EMPLOI DES EAUX MINÉRALES
DANS LES DIFFÉRENTES MALADIES

Après avoir étudié par quels processus bio-chimiques, et au moyen de quels procédés d'application les eaux minérales exercent une action sur l'organisme humain, il faut maintenant envisager la question sous un autre aspect et rechercher quels principes chimiques et quels caractères physiques de ces eaux minérales sont les plus propres à modifier favorablement l'évolution d'une maladie déterminée.

§ 1. — INFECTIONS ET INTOXICATIONS.

I. Maladies infectieuses aiguës. — La cure dans une station hydrominérale est impraticable au cours des maladies infectieuses aiguës. Mais l'emploi des eaux minérales en bouteilles peut rendre de grands services. Le malade doit ingérer, en assez grande abondance, un liquide d'une digestion facile qui puisse laver l'organisme, augmenter la diurèse et ainsi favoriser l'élimination des toxines infectieuses. Les eaux minérales froides faiblement minéralisées, telles que les eaux d'Evian ou de Vittel-Grande-Source répondent parfaitement à ces indications.

Si la maladie infectieuse s'accompagne de manifestations gastro-intestinales, comme dans la gastro-entérite des nourrissons, on peut faire usage d'eaux alcalines carbo-gazeuses, en choisissant des eaux très peu chargées de bicarbonate, par exemple l'eau de

Soultzmatt, ou celles de Vals Favorite, de Vals Perle n° I, d'Alet, etc.

L'eau sera donnée à la température de la chambre, par petites quantités fréquemment renouvelées.

Enfin les eaux purgatives naturelles remplacent avantageusement les purgatifs salins fréquemment prescrits dans le courant d'une maladie infectieuse. Suivant que l'on désire provoquer une simple évacuation de l'intestin ou déterminer une véritable révulsion exsudative sur la muqueuse intestinale (p. 136), on fera usage d'eaux hypo ou hypertoniques par rapport au sérum sanguin. Le médecin dispose d'une gamme d'eaux purgatives dont le point cryoscopique va de — 0°28 (Brides) et — 0°34 (Châtel-Guyon), à — 0°72 (Montmirail), — 1°28 (Rubinat), — 1°44 (Carabana) et au delà.

II. **Maladies infectieuses chroniques.** — A. Tuberculose. — Les cures hydrominérales sont utiles, à des titres divers mais de façon très inégale, dans le traitement de diverses formes anatomiques et cliniques de l'infection tuberculeuse. Dans certaines circonstances, surtout en cas d'évolution franche ou de lésions avancées, elles peuvent être nuisibles. Une connaissance parfaite du malade, des notions précises sur l'action des eaux, une très grande prudence clinique, une surveillance journalière seront à la base de toute décision, aussi bien pour l'envoi du malade dans une station que pour l'institution et la conduite du traitement thermal.

D'une façon générale, on peut trouver, dans l'emploi des eaux minérales chez les tuberculeux, un moyen de modifier le terrain sur lequel évolue le bacille de Koch et de le rendre plus résistant à l'infection. On peut aussi leur demander d'agir sur des complications dues à des infections banales surajoutées. Dans l'un et l'autre cas, l'action s'exerce indirectement, et non spécifiquement sur le bacille tuberculeux.

Dans la lutte qu'il soutient contre l'infection tuberculeuse, l'organisme tend à se déminéraliser. L'eau minérale peut lui fournir, sous une forme facilement assimilable, les principes minéraux dont il a besoin, en particulier le calcium, dont l'emploi a été systématiquement préconisé par Letulle, Ferrier et d'autres chez les tuberculeux. L'eau, prise à la station ou à domicile, apporte aussi d'autres éléments reminéralisateurs, tels que l'arsenic et le fer, capables de renforcer la résistance de l'organisme. Enfin, en cas de cure à la station, la radio-activité augmente le pouvoir phagocytaire des globules blancs et stimule le fonctionnement des capsules surrénales, habituellement déficitaire chez le tuberculeux.

D'autre part, la cure hydrominérale peut provoquer, dans les territoires infiltrés de tubercules, des réactions congestives discrètes qui, à condition de ne pas dépasser un certain degré, facilitent la limitation et la cicatrisation des lésions. Le dosage de la cure est très délicat, en raison des inconvénients graves qu'ont les réactions trop fortes.

Enfin l'eau minérale peut manifester son action sur certains symptômes ou certaines complications accessoires : l'eau sulfureuse, par exemple, modifiera les sécrétions bronchiques, une eau chlorurée sodique désinfectera un trajet fistuleux ou une poche d'abcès froid, etc.

Mais, en raison des modalités différentes dans la localisation anatomique et dans l'évolution clinique de la tuberculose, il est nécessaire, en tenant compte de ces indications thérapeutiques très générales, de préciser les indications particulières qui se posent dans chacune des variétés de l'infection tuberculeuse.

Prédisposition héréditaire. Prétuberculose. — Les prédisposés héréditaires et les tuberculeux dont l'infection ne se traduit pas encore par des signes formels, sont justiciables des cures dans les stations chlorurées, sulfurées et arsenicales ; ils en tireront un très grand profit.

La cure sera toujours conduite avec prudence. La source choisie sera d'autant moins active que le sujet est plus débilité. Les effets seront surveillés quotidiennement par l'examen clinique des malades et le contrôle de la température et du poids. Le traitement thermal doit en effet provoquer dans tout l'organisme un processus réactionnel qui est salutaire lorsqu'il ne dépasse pas un certain degré, mais qui peut, au contraire, s'il est trop violent, brusquer l'évolution d'une tuberculose jusqu'alors latente. Après une cure prolongée pendant 4 à 6 semaines et coupée, s'il le faut, de courtes périodes d'interruption, le malade fera une post-cure de repos dans une station d'altitude.

Les stations les plus recommandables sont, suivant les cas, les stations arsenicales de la Bourboule et du Mont-Dore, qui ont aussi l'avantage d'être des stations d'altitude, les stations sulfurées faibles telles que Uriage, St-Honoré ou Allevard, et les stations faiblement chlorurées comme Bourbonne ou Bourbon-l'Archambault. Les sujets plus résistants seront envoyés aux eaux chlorurées fortes de Salies-de-Béarn, de Biarritz, de Salins-Moutiers, de la Mouillère, de Salins-du-Jura, ou aux eaux sulfurées des Pyrénées.

Scrofule, Lymphatisme, Adénopathies et Ostéo-arthrites. — De toutes les manifestations tuberculeuses, la scrofule, les adénopathies et les ostéo-arthrites sont celles qui sont le plus heureusement modifiées par les cures hydrominérales dans les stations sulfurées fortes et les stations chlorurées et radio-actives. Il en existe un grand nombre, qui, toutes, procurent des résultats satisfaisants quand la cure est correctement dirigée. Le traitement consistant surtout en bains, nous donnons la préférence aux stations dont les eaux chaudes et abondantes peuvent être employées directement, sans réchauffement artificiel, en bains à eau courante, c'est-à-dire sans avoir encore rien perdu de leur radio-activité. Nous signalerons, parmi les sulfurées, les eaux de Barèges, de Cauterets, de Luchon, d'Ax, d'Amélie, du Vernet, les eaux chlorurées sodiques fortes de Salins-Moutiers, les eaux chlorurées sulfurées d'Uriage. Une mention spéciale doit être faite des eaux froides de Challes, qui sont à la fois sulfurées, chlorurées et très riches en iode et en brome.

La présence d'une suppuration ouverte n'est pas une contre-indication : à son action tonique générale, l'eau minérale joint alors son action antiseptique et résolutive locale.

Tuberculose pulmonaire. — La tuberculose, dont la localisation pulmonaire est la plus fréquente des pneumopathies, doit-elle bénéficier des cures hydrominérales ? Oui, dans certains cas, comme nous allons le voir, en récapitulant les principales formes et localisations de cette redoutable infection.

Il est bien évident, comme l'ont fait remarquer Landouzy et Carnot, qu'aucune eau n'a d'action bactéricide directe sur le Bacille de Koch. « C'est donc uniquement en modifiant le terrain tuberculisable ou tuberculisé » que certaines stations peuvent être utiles aux malades, comme leur sont utiles les cures marines ou climatiques, selon les indications propres des cas particuliers qu'il s'agit de traiter.

Avec les auteurs précités, il convient de distinguer deux groupes de stations hydrominérales ou climatiques : les excitantes et les sédatives.

a) Les stations *excitantes et toniques* activent les processus organiques, fortifient les défenses et rendent les sujets plus aptes à la lutte antibacillaire : Dans ce groupe nous placerons les stations arsenicales, les stations chlorurées sodiques, les stations ferrugineuses et certaines stations sulfureuses ; ces variétés de cures hydrominérales se partageront avec les cures marines et les cures d'altitude, les cas suivants : les tuberculisables (qu'il s'agisse de sujets fragiles ou de tuberculeux torpides latents), les malades à lésion osseuse ou ganglionnaire « froide », les pulmonaires même, lorsqu'ils réagissent trop mollement ; ce sont là des malades « dont on peut et doit favoriser la lutte en fortifiant le terrain ». La cure doit toujours être surveillée de très près et conduite avec beaucoup de ménagements. Le moindre mouvement fébrile est une contre-indication formelle.

b) Les stations *sédatives*, calmantes, sont surtout des stations climatiques : Pau, Arcachon, les localités abritées de la Côte d'Azur. Mais certaines stations thermales s'y apparentent, constituant la transition avec le groupe précédent : Amélie-les-Bains, les Eaux-Bonnes, le Vernet, Allevard, Uriage, le Mont-Dore, la Bourboule, etc.

Les formes aiguës de la tuberculose, et les formes subaiguës évolutives ne comportent pas l'envoi aux stations thermales, quelle que soit leur localisation (tuberculose pulmonaire en activité évolutive, pleuro-péritonite fébrile, ostéo-arthropathies suppurées, méningite tuberculeuse, granulie, etc.). Il n'en est plus de même lorsque certaines de ces localisations passent à l'état torpide : pleuro-péritonites plastiques, ostéo-arthropathies sans suppuration ou dont la suppuration est tarie.

Ces derniers cas partagent avec les adénopathies, les lésions cutanées et l'habitus lymphatique, le bénéfice d'être justiciables de l'usage des eaux arsenicales (La Bourboule, Saint-Honoré), ou des eaux chlorurées sodiques fortes. Les eaux thermales peuvent d'ailleurs être associées ou alternées avec les cures marines, climatiques, héliothérapiques. Les stations chlorurées de montagne, comme Salins-du-Jura et Salins-

Moutiers ont, à ce point de vue, une supériorité sur les stations chlorurées de plaine puisqu'elles se prêtent mieux à la cure climatique associée.

Lorsque la tuberculose paraît vouloir se localiser aux muqueuses, ou lorsque des altérations de celles-ci compromettent le sujet en le rendant plus vulnérable, les stations sulfurées entreront en jeu, notamment celles dont l'action est plus douce, et que nous avons signalées comme telles à propos des voies respiratoires supérieures. Les stations ferrugineuses sont à envisager, concurremment avec les stations arsenicales, lorsque l'anémie est le symptôme dominant. La tuberculose laryngée évolutive n'est pas justiciable des cures thermales.

Quant aux tuberculeux pulmonaires, si leur maladie a un caractère évolutif, leur place n'est pas dans les stations hydrominérales ; elle est dans leur lit ou dans les stations d'altitude, suivant les cas. Toutefois, certains d'entre eux vont parfois avec profit au Mont-Dore, à Amélie-les-Bains, à Saint-Honoré, localités qui ont l'avantage d'être simultanément des stations climatiques, l'une de montagne (1050 m.), les autres de faible altitude (225 m. et 275 m.). Il faut bien entendre, surtout dans la première de ces stations, que le malade ne soit pas en période fébrile et que la maladie soit dans une période étale. Amélie reçoit aussi les malades en hiver, est plus accueillante, mais alors il s'agit d'une cure de climat sédatif et non plus d'une cure thermale.

Par contre, les malades dont la tuberculose pulmonaire est torpide, latente, cicatrisée, mais dont les réactions générales sont médiocres, le tempérament mou, l'organisme atone, tireront profit de cures faites dans les stations excitantes et toniques : nous avons déjà nommé comme telles les stations chlorurées sodiques, les stations ferrugineuses, les stations arsenicales. C'est de la plus active de ces dernières que

Landouzy disait : « Heureux ceux qui, dans la vallée de la Dordogne, pourront s'arrêter à la Bourboule », phrase qui oppose le caractère tonique de cette station à l'effet sédatif du Mont-Dore. Mais à ces divers groupes il convient d'ajouter des stations sulfureuses et notamment les Eaux-Bonnes, Cauterets, Challes, Allevard. Bien maniées, sous la direction d'un médecin compétent, ces eaux utilisées pendant la durée d'une cure thermale annuelle, et associées avec le climat favorable de ces localités, rendront service, elles aussi, aux malades de la catégorie actuellement envisagée.

Il nous resterait à envisager l'utilisation au domicile des malades des eaux embouteillées, et notamment des eaux ferrugineuses, arsenicales ou sulfureuses. Les indications cliniques de ces cures de boisson (faites généralement à dose modérée, surtout pour les deux dernières variétés) se rattachent à tout ce que nous venons de dire. Les malades feront bien, comme pour les cures aux stations, de n'en user qu'avec l'autorisation de leur médecin et sous sa surveillance constante.

B. SYPHILIS. — Les cures d'eaux sulfureuses sont un utile adjuvant du traitement mercuriel de la syphilis. Elles sont principalement indiquées dans deux cas : lorsque le traitement hydrargyrique est mal supporté et lorsqu'il semble inefficace. Il est tout à fait exceptionnel de voir survenir de la stomatite ou d'autres manifestations d'intolérance mercurielle chez le syphilitique qui fait une cure sulfureuse ; au contraire, les effets du traitement spécifique sont plus rapides, plus faciles et plus marqués.

Les eaux sulfureuses agissent en même temps en relevant l'état général et en luttant contre l'anémie. A ce point de vue, les eaux chlorurées sodiques peuvent aussi être employées, de même que les stations toniques de montagne, comme Saint-Gervais ou Ax-les-Thermes : la cure d'air et de repos associe ses effets à la cure hydrominérale proprement dite.

Toutes les stations d'eaux sulfureuses sont avantageusement fréquentées par les syphilitiques : les plus renommées sont Challes, Aix-les-Bains, Uriage, Luchon, Ax, Cauterets, Amélie-les-Bains.

La leucoplasie buccale est justiciable des eaux de Saint-Christau.

C. Paludisme et affections coloniales. — Le colonial est un surmené, dont l'organisme a dû réagir jusqu'à sa limite de résistance pour s'accommoder à un climat déprimant et à un genre de vie fatigant. Il est, d'une façon presque constante, la victime de nombreuses affections endémiques, parmi lesquelles le paludisme et la dysenterie tiennent le premier rang. Aussi est-il rare qu'après quelques années il ne soit pas devenu un anémié palustre et climatique, un hépatique ou un intestinal.

A ces trois états morbides peuvent être opposés trois types de cures thermales.

Aux anémiques, conviennent les stations d'eaux arsenicales ou ferrugineuses, d'eaux chlorurées et d'eaux radio-actives : la Bourboule, Royat, Bussang, Saint-Nectaire, le Mont-Dore, Salins-Moutiers et les stations sulfureuses des Pyrénées. On donnera la préférence aux stations qui se trouvent en montagne à une certaine altitude.

Les hépatiques sont justiciables de Vichy ou de Vals, de Brides, de Vittel ou de Contrexéville, etc.

Les entéritiques iront à Châtel-Guyon (anciens dysentériques avec atonie intestinale), à Brides (entérite chronique associée à une insuffisance fonctionnelle hépatique) et à Plombières (intestinaux éréthiques avec troubles du sympathique abdominal).

III. **Affections rhumatismales.** — Qu'il s'agisse de convalescence d'un rhumatisme articulaire aigu ou d'un rhumatisme infectieux, de rhumatisme articulaire chronique d'emblée (arthrite sèche, nodosités d'Heberden, polyarthrite déformante, etc.), ou de rhumatisme musculaire, les cures hydrominérales peuvent répondre aux quatre grandes indications thérapeutiques qui se posent : tonifier l'état général, désintoxiquer l'organisme, calmer l'irritabilité et la sensibilité du système nerveux et exercer localement une action révulsive et résolutive.

La *médication tonique* est réalisée dans les stations thermales sulfureuses et chlorurées sodiques. Elle convient aux rhumatisants mous, lymphatiques, à réactions torpides. Les eaux les plus recommandables sont les eaux chaudes, pouvant être employées directement en bains ou en douches : parmi les sulfureuses, nous citerons celles d'Aix-les-Bains, de Bagnols-de-Lozère, de Barèges, de Cauterets, de Luchon et de Vernet-les-Bains ; parmi les chlorurées-sodiques, celles de Balaruc, Bourbon-l'Archambault, Bourbonne, La Motte et Salins-Moutiers.

Toutes ces eaux seront employées prudemment si l'on redoute un réveil de l'infection rhumatismale.

La *désintoxication* s'obtient par la stimulation des émonctoires : transpiration, diurèse, évacuations intestinales. Toutes les sources froides peu minéralisées ou sulfatées calciques répondent à l'indication diurétique.

La *médication sédative* est le fait des eaux chaudes faiblement minéralisées radio-actives de Plombières, de Bains, de Luxeuil, de Bourbon-Lancy, de Néris, de Nancy, des eaux thermales simples de Chaudesaigues, d'Evaux, de La Malou, de la Léchère, d'Ussat, de Châteauneuf, et des eaux sulfureuses instables de Luchon, d'Ax, de Bagnères-de-Bigorre, de Saint-Sauveur, etc.

Enfin, pour réaliser une *médication résolutive*, on fera usage des boues de Dax, de Saint-Amand, de

Barbotan, et des conferves et des dépôts d'Aix, des eaux de Néris, de Bourbon-Lancy, de Plombières, de Barèges, de Salins-Moutiers, etc.

Il sera souvent utile d'associer plusieurs cures hydrominérales, par exemple de faire suivre une cure externe d'eaux sulfureuses ou chlorurées d'une cure interne de diurèse.

Le choix de la station sera déterminé par l'indication dominante dans un cas donné. Telle ou telle contre-indication relative, due à une complication surajoutée ou à la présence d'une diathèse, fera écarter une station et préférer telle autre : il faut considérer le malade et non simplement la maladie à soigner. D'une façon générale, on prescrira une cure dont l'action est d'autant moins violente qu'on sera plus près d'une poussée aiguë.

IV. **Intoxications**. — A. INTOXICATIONS MÉDICAMENTEUSES OU PROFESSIONNELLES. — Dans toutes les intoxications médicamenteuses (alcool, tabac, morphine, opium) ou professionnelles (plomb, mercure), la cure hydrominérale se propose de favoriser l'élimination du poison absorbé, de relever l'état général et de corriger dans la mesure du possible les troubles anatomiques ou fonctionnels qui sont la conséquence de l'intoxication.

Les eaux sulfureuses répondent à plusieurs de ces indications : elles solubilisent les composés mercuriels et plombiques accumulés dans l'organisme et agissent en même temps comme réparateurs des globules sanguins. Suivant les circonstances, on préférera un traitement thermal visant plus immédiatement un état pathologique particulier produit par le poison : les troubles gastro-intestinaux seront justiciables de Vichy, Vals, le Boulou ; les accidents hépatiques, de ces mêmes stations ou de Brides ; les phénomènes paralytiques de La Malou, d'Aix, et des stations chlorurées sodiques ; les névrites, des eaux sulfureuses ou des eaux thermales radio-actives de Plombières, de La Malou, de Néris, d'Aix-les-Bains, de Nancy, etc.

B. AZOTÉMIE. — L'azotémie légère est améliorée par les cures de diurèse, prudemment surveillées pour éviter l'exagération de l'hydrémie et le blocage des reins : Evian, Vittel, etc.

Très opportunément, on pourra tenter, chez les azotémiques, de retarder l'apparition des accidents graves de l'urémie confirmée, en stimulant le pouvoir anti-toxique du foie à Brides, à Contrexéville ou stations analogues, ou parfois à Vichy. Les travaux récents de J. Teissier et de ses élèves ont en effet montré que le pronostic des azotémies est beaucoup plus en rapport avec le degré de déchéance fonctionnelle du foie qu'avec le taux même d'urée dans le sang.

Par son eau diurétique et par ses bains carbogazeux, Royat est enfin indiqué chez les azotémiques dont la pression sanguine est élevée et dont le muscle cardiaque commence à montrer des signes de défaillance.

§ 2. — MALADIES DE LA NUTRITION.

Ce n'est pas ici le lieu d'énumérer les diverses pathogénies qui peuvent expliquer l'apparition du syndrome diabétique, syndrome dont la plus récente description est celle, particulièrement claire, qu'a écrite F. Rathery (1). Quelle que soit son interprétation physio-pathologique, le diabète est justiciable, au premier rang des médications (Jaccoud), des cures hydrominérales. Celles-ci répondent aux indications suivantes :

1º Régulariser le métabolisme des hydrates de

(1) F. RATHERY, *Le diabète.* Biblioth. des connaissances médicales. Flammarion, édit., 1922.

carbone en relevant l'activité des tissus et en les rendant plus aptes à brûler le sucre qu'ils contiennent en excès ;

2º Favoriser l'élimination des déchets produits par les oxydations et maintenir l'alcalinité des humeurs ;

3º Modifier les troubles fonctionnels hépatiques et endocriniens ;

4º Tonifier le système nerveux et remonter l'état général.

Si nous nous reportons à ce que nous avons dit de l'action thérapeutique des principes minéraux contenus dans les eaux (p. 67 et suiv.), nous voyons que ces conditions sont remplies par l'acide carbonique, régulateur de l'alcalinité des humeurs, par le sodium, le chlore et le soufre à l'état de sulfates, qui sont des stimulants de l'activité cellulaire, par l'arsenic et le fer et enfin par la radio-activité. Cette pluralité nous montre qu'il n'y a pas « une » station pour diabétiques, mais qu'il existe de « nombreuses » stations pouvant leur convenir. Le choix sera fixé d'après l'effet plus immédiatement désiré.

Dans le diabète répondant au type clinique du diabète arthritique sans dénutrition, la cure alcaline (Vichy, Vals, le Boulou) amène en général une diminution rapide ou une disparition de la glycosurie : la faim et la soif redeviennent normales et l'état général s'améliore. Mais il est habituel que, dans un délai plus ou moins éloigné, la glycosurie reparaisse. Une deuxième, une troisième cure alcaline donnent encore d'heureux résultats. Mais, avec les progrès de la maladie, l'eau alcaline se manifeste de moins en moins active, et le malade doit chercher d'autres sources et d'autres médications hydrominérales.

Dans le même type de diabète, des effets analogues, peut-être plus lents à apparaître, mais aussi plus durables, sont obtenus par les eaux chlorurées sulfatées de Brides. Ces mêmes eaux conviennent aux diabétiques obèses, aux congestifs, aux goutteux et aux phosphaturiques. Une cure de printemps à Brides, associée à la cure de Salins-Moutiers et suivie en automne d'une cure de Vichy, représente une association hydrominérale des plus heureuses chez ces diabétiques. Parfois il y aura intérêt à alterner la première avec une cure de diurèse à Vittel, Contrexéville, Martigny ou Capvern.

Le diabétique anémié, en état de dénutrition, avec asthénie nerveuse et fatigue générale devient justiciable plus spécialement des eaux arsenicales (La Bourboule) ou des chlorurées sodiques fortes de Salins-Moutiers, Salies-de-Béarn, Salins-du-Jura, Biarritz, ou enfin des eaux de Royat ou de Pougues, ou encore des sources peu minéralisées de Vals (notamment pour les cures faites à domicile).

La cure sera conduite avec prudence dans les cas de diabète grave avec acidose et menaces de coma. Nous avons vu des accidents sérieux se produire chez des diabétiques qui, en dehors d'une surveillance médicale, avaient voulu faire une cure intensive de Vichy : ils avaient fait tomber à zéro le taux de la glycosurie antérieurement très élevée, mais leur urine contenait de fortes proportions d'acétone et d'acide β-oxybutyrique. Par un traitement alcalin trop violent, ils avaient en quelque sorte « forcé » leurs cellules hépatiques défaillantes.

Une mention spéciale doit être faite des eaux oxygénées du type Sanson (au Neubourg, Eure) qui, prises à la dose d'une bouteille par jour, amènent en général rapidement une notable diminution du sucre urinaire, en même temps qu'une amélioration des symptômes généraux (p. 80).

II. **Obésité.** — Il convient de distinguer les simples gras et les obèses proprement dits.

Le sédentaire qui se suralimente accumule dans

son tissu cellulaire des réserves graisseuses. Celles-ci diminueront si le « gras » fait une cure d'eaux minérales contenant des principes capables de stimuler l'activité cellulaire (sodium, chlore, radio-activité), en associant à ce traitement hydrominéral un régime alimentaire réduit, des exercices physiques et des pratiques d'hydro-thermothérapie. La cure thermale n'est, dans ces cas, qu'un adjuvant, et, à ce compte, un grand nombre de stations peuvent inscrire la cure d'amaigrissement parmi les indications thérapeutiques de leurs eaux.

L'obèse véritable, dont nous avons fait récemment une description détaillée (1), est un individu dont l'organisme est devenu inapte à brûler les graines, par suite d'un trouble fonctionnel d'un des organes qui interviennent dans le métabolisme des corps gras. Un traitement hydrominéral ne sera alors efficace que s'il peut agir sur les éléments cellulaires dont le fonctionnement est devenu insuffisant. A ce point de vue, peuvent avoir une action directe sur l'obésité les eaux qui activent le fonctionnement du foie et des glandes endocrines. Dans des paragraphes suivants (p. 207 et 220) nous verrons quelles sont celles qui répondent à ces indications.

Parmi ces stations, deux d'entre elles se sont, en France, plus particulièrement spécialisées dans le traitement de l'obésité. Ce sont les stations jumelles de Brides-les-Bains et de Salins-Moutiers, dans lesquelles la cure hydrominérale combinée permet d'agir à la fois sur les obésités par insuffisance fonctionnelle hépatique (Brides), et sur les obésités par insuffisances endocriniennes (Salins). Dans ces formes d'obésité, la cure thermale devient la partie principale du traitement ; les autres médications, régime,

(1) M. PERRIN (de Nancy) et P. MATHIEU (de Brides), *L'obésité*. Biblioth. des conn. méd., Flammarion, édit., 1923.

massages, exercices physiques, électrothérapie, etc.,
étant des adjuvants qui hâtent la manifestation clinique de l'amaigrissement (Voir la figure 27).

Les obèses dyspeptiques, du type décrit par Leven,

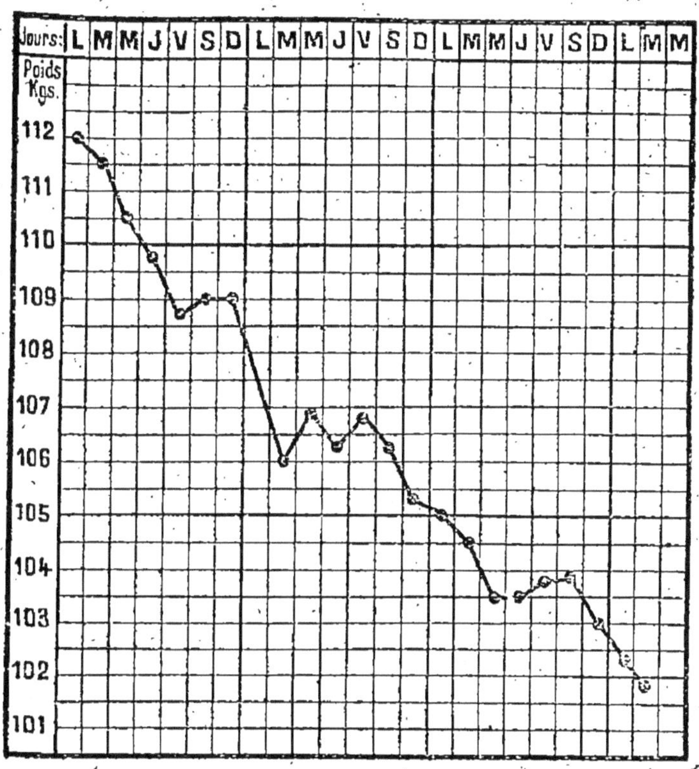

Fig. 27. — Effets de la cure associée « Brides-Salins-Culture physique » chez un obèse pléthorique âgé de 30 ans (P. Mathieu).

sont plutôt justiciables de Vichy et des autres stations bicarbonatées, les obésités nerveuses de Plombières, Néris ou Divonne. C'est aux eaux de Vittel,
Contrexéville, Martigny, Aulus, Bains, Evian, Capvern, etc., qu'on enverra les obèses avec auto-intoxi-
cation qui ont besoin d'une cure de diurèse.

Enfin, chez les obèses décompensés, la cure de l'obésité proprement dite passe au second plan. L'urgence est de parer aux dangers qui se présentent du côté du cœur, par une cure à Royat, à Bagnols-de-Lozère ou à Bourbon-Lancy.

III. **Goutte.** — Il convient de distinguer la diathèse goutteuse proprement dite, la prédisposition goutteuse et les complications locales et générales de la goutte.

A. DIATHÈSE GOUTTEUSE. — La goutte est caractérisée par l'instabilité des solutions colloïdales d'acide urique, de cholestérine et d'acide oxalique dans les humeurs de l'organisme. Sous des influences colloïdoclasantes minimes, ces colloïdes floculent (p. 52), et les substances précipitées (acide urique, cholestérine, acide oxalique) se déposent dans les tissus, particulièrement au niveau des articulations.

Le traitement spécifique de la goutte consiste donc à renforcer la stabilité de ces solutions chez le goutteux, et à empêcher ainsi leur floculation. Il semble bien que les eaux minérales sont capables de remplir ce rôle, c'est-à-dire d'être, par certains de leurs principes minéraux, des agents protecteurs des micelles d'acide urique, de cholestérine et d'acide oxalique ; car les cures hydrominérales dans des stations très différentes (Vittel, Contrexéville, Vichy, Brides) sont généralement suivies, pour le goutteux, d'une période plus ou moins longue pendant laquelle les accès de goutte cessent de se produire.

Nous ignorons quel est, parmi les multiples principes contenus dans les eaux, celui qui agit. Nous établissons le fait et nous l'interprétons en nous basant sur ce que nous savons des modes d'action des eaux minérales et aussi sur une expérience de Bechhold et Ziégler.

Ces auteurs ont constaté que un litre de sérum de bœuf dissout, à 37°, environ 520 milligrammes d'acide urique qui, transformés en urate acide de soude au contact du carbonate de sodium du sérum, représentent 580 milligrammes d'urate qui restent dissous dans un litre de sérum. Or si l'on ajoute directement à un litre de sérum 580 milligrammes d'urate acide de soude, cinquante milligrammes seulement peuvent se dissoudre, et le reste (530 milligrammes) reste insoluble. Certaines conditions, et parfois un simple artifice de préparation, suffisent donc pour favoriser la dissolution ou la précipitation de l'acide urique du sérum.

S'il en est ainsi *in vitro*, on peut concevoir que, dans l'organisme, les conditions de solubilité et par conséquent d'élimination de l'urate acide de sodium peuvent se trouver améliorées par la présence d'éléments salins en apparence indifférents : à ce point de vue, plusieurs substances sont capables vraisemblablement de réaliser un effet identique.

B. Prédisposition goutteuse. — La floculation des colloïdes d'acide urique, de cholestérine et d'acide oxalique se produira d'autant plus facilement et avec une intensité d'autant plus grande que les humeurs du goutteux contiennent un taux plus élevé de ces substances. Ce taux est augmenté lorsque des insuffisances fonctionnelles organiques, au premier rang desquelles il faut placer l'insuffisance hépatique et l'insuffisance rénale, déterminent des troubles du métabolisme, de l'acide urique, de la cholestérine et de l'acide oxalique.

A ce point de vue, deux sortes de cures hydrominérales sont utiles chez le goutteux : celles qui stimulent l'activité fonctionnelle du foie (p. 207) et celles qui activent l'élimination urinaire (p. 213).

En rétablissant un fonctionnement régulier de la cellule hépatique, la cure de Vichy ou celle de Brides assure une évolution plus complète des nucléoprotéides productrices de l'acide urique, une oxydation plus régulière de l'acide oxalique et une élimination biliaire plus abondante de la cholestérine. Parallèlement les taux d'acide urique, d'acide oxalique et de cholestérine dans le sérum sanguin tendent à revenir à la normale. Ce résultat serait aussi réalisé parfois par les eaux de Santenay et de Maizières-en-Morvan. Un résultat analogue est obtenu, du moins pour l'acide urique et l'acide oxalique, par les cures de diurèse de Vittel, d'Evian, de Contrexéville ou de Martigny, qui agissent alors en pratiquant un véritable lavage du sang et des tissus et qui entraînent dans les urines l'excès des produits résiduels incomplètement transformés.

C. COMPLICATIONS LOCALES. — Les accidents goutteux peuvent avoir des localisations spéciales qui posent des indications hydrominérales particulières.

La goutte articulaire chronique avec œdème des membres et dépôts tophacés au voisinage des articulations nécessite l'emploi d'eaux minérales pouvant avoir une action locale résolutive et sédative et assurant la désintoxication de l'organisme par la mise en valeur des émonctoires supplémentaires. A la cure interne on associera donc une cure externe de bains et de douches, des applications de boues et l'usage des médications para-thermales : massage, thermothérapie, mécanothérapie.

Les stations les mieux appropriées à ce mode de traitement sont : soit les stations sulfurées faibles, soit les chlorurées légères, soit les thermales qui paraissent agir surtout par la radio-activité de leurs eaux : Aix-les-Bains, Bourbon-Lancy, Bourbon-l'Archambault, Bourbonne, Nancy, Bains, Plombières, Aix-en-Provence, Dax, Saint-Amand, etc.

D. COMPLICATIONS GÉNÉRALES. — Le goutteux peut être aussi un albuminurique, un lithiasique, un obèse, un bronchitique, etc., soit que la complication portant sur l'état général résulte de l'ancienneté, de la gravité ou de la modalité de la goutte elle-même, soit que la maladie surajoutée présente, du fait de son évolution sur un organisme goutteux, une allure particulière.

Le choix de la station sera fait en tenant compte à la fois du tempérament goutteux et de l'état général du malade. On évitera d'envoyer celui-ci dans une station dont les eaux pourraient provoquer un réveil de manifestations goutteuses ; et l'on donnera la préférence à celles pouvant à la fois modifier heureusement la goutte proprement dite et les troubles organiques parallèles.

Le goutteux avec insuffisance rénale et albuminurie est justiciable de Saint-Nectaire, l'hypertendu de Royat, le phlébitique de Bagnoles-de-l'Orne, le bronchitique des stations sulfureuses du type Cauterets. La goutte compliquée de congestion du foie ou de troubles graves du fonctionnement hépatique est soignée à Vichy ou à Brides ; lorsqu'elle est associée à la lithiase rénale, la préférence va aux eaux diurétiques du bassin vosgien.

Enfin il peut être très avantageux de faire suivre aux goutteux deux cures hydrominérales successives, répondant chacune à une des indications qu'il faut remplir.

§ 3. — MALADIES DU SANG.

En un certain sens, les maladies du sang sont très nombreuses et très variées, puisque des troubles dans la composition et dans le fonctionnement du liquide sanguin accompagnent toutes les affections qui peuvent atteindre l'organisme (1). Mais, suivant la tradition nosographique, nous réservons le nom de

(1) M. PERRIN et A. HANNS, *Les sécrétions internes, leur influence sur le sang*, 2° édition, Paris 1923. Baillière, édit. (préface de M. le professeur A. Gilbert).

maladies du sang aux modifications globulaires qui caractérisent les diverses formes d'anémie.

Les principes des eaux minérales capables d'augmenter le nombre et d'accroître la résistance des globules rouges sont : le fer, l'arsenic, le manganèse, le soufre et la radio-activité. Nous savons que ces principes existent dans toutes les eaux d'origine plutonienne. Donc de nombreuses sources pourront convenir aux anémiques. Mais quelques-unes sont plus particulièrement indiquées, en raison de leur richesse plus grande en principes utiles. La cure est soit une cure de boisson (Forges, Bussang, La Bourboule, Royat, Saint-Nectaire), soit une cure de bains (Salins-Moutiers, Bourbonne, etc.), soit enfin une cure mixte (stations sulfurées), suivant que l'on veut faire agir le fer, l'arsenic, la radio-activité ou l'hydrogène sulfuré.

L'altitude et l'insolation de la station doivent être considérées, car le séjour en montagne et le bain de soleil sont aussi importants, dans ce cas, que le traitement thermal lui-même.

Le médecin prendra garde aux anémies symptomatiques d'une maladie générale : la cure hydrominérale qui convient est alors celle qui s'adresse à cette maladie générale.

§ 4. — MALADIES DE L'APPAREIL CIRCULATOIRE.

I. **Cardiopathies.** — Les cures hydrominérales sont utiles au cours des convalescences d'endocardite rhumatismale, pour hâter la désintoxication de l'organisme, éteindre le processus infectieux et faciliter l'établissement d'une compensation fonctionnelle. Environ trois mois après la période aiguë, les malades seront envoyés à Bourbon-Lancy ou à Bagnols-de-Lozère. Le traitement consiste essentiellement en bains combinés avec la douche sous-marine (Bourbon-Lancy), ou en demi-bains à température crois-

sante et en bains de piscine (Bagnols-de-Lozère).
Chez les convalescents déprimés et anémiés, on peut
faire usage des bains carbo-gazeux de Royat ou de
Salins-Moutiers. Dans tous les cas, la cure est conduite prudemment pour éviter tout réveil de l'infection.

Lorsque la sclérose valvulaire est définitivement
constituée, les cures thermales restent inutiles aussi
longtemps que la lésion est bien compensée, à moins
qu'elles n'interviennent comme une période de répit
dans la vie du malade, ou qu'elles n'aient pour but
le traitement d'une affection quelconque surajoutée.

Mais la cure reprend ses droits dès qu'apparaît un
début de décompensation se traduisant par de petits
signes d'insuffisance cardiaque. Suivant les circonstances, on aura recours aux bains carbo-gazeux tonicardiaques de Royat ou de Salins-Moutiers, qui augmentent la puissance contractile du myocarde (p. 158)
ou bien à une cure décongestionnante (Brides, Châtel-
Guyon) ou diurétique (eaux de diurèse), qui lèvent
les obstacles périphériques s'opposant au cours régulier du sang. On associe, au traitement thermal, la
cure de terrain (p. 173) pour développer les fibres
cardiaques encore saines.

A la période d'asystolie confirmée, les cures sont
en général contre-indiquées : les fatigues du voyage
et du séjour dans une ville d'eaux neutraliseraient
les améliorations que pourrait apporter le traitement
hydrominéral (1).

Certaines cardiopathies fonctionnelles sont justiciables des stations où l'on soigne l'affection qui les
occasionne. Si les troubles cardiaques sont d'origine
gastrique ou gastro-intestinale, le malade ira à Vichy,
à Vals, à Plombières ou à Châtel-Guyon. L'obèse

(1) M. PERRIN (de Nancy) et G. RICHARD (de Royat),
1° *Les arythmies dans la pratique courante* ; 2° *L'hypertension artérielle.* Actualités médicales, Baillière, édit.

avec surcharge graisseuse du cœur sera envoyé à Brides. Le nerveux, le psychasthénique fera une cure à Néris, Plombières, Luxeuil, Saint-Gervais, Saint-Alban, Divonne ou Royat.

II. **Maladies des artères.** — L'artério-scléreux est un intoxiqué. A ce titre, les cures de diurèse à Evian, Vittel, Contrexéville, Bains, Capvern, etc., sont indiquées, à condition toutefois que le rein soit encore suffisamment perméable. C'est un hypercholestérinémique, dont le foie est insuffisant, et qui est justiciable de Brides ou de Vichy. C'est un hypertendu, chez lequel l'excitabilité du sympathique est calmée par les bains carbo-gazeux de Royat. C'est enfin, à un moment donné, un insuffisant myocardique, auquel pourront être prescrites les cures que nous avons énumérées précédemment.

Il faut généralement associer deux cures successives, par exemple Royat puis Vittel ou Brides, Bourbon-Lancy puis Evian. Il est ainsi possible d'enrayer la marche de la maladie, en diminuant les intoxications, en atténuant l'hypertension et les œdèmes et en stimulant l'activité fonctionnelle compensative du foie.

III. **Maladies des veines.** — Bagnoles-de-l'Orne s'est spécialisée en France dans le traitement de toutes les affections par ralentissement de la circulation veineuse : phlébites et périphlébites, varices des membres et du tronc, phlébo-sclérose, phlébalgies, etc. L'eau, d'origine plutonienne refroidie (26°), est très faiblement minéralisée, gazeuse et radio-active. Elle est employée en bains, auxquels on associe des massages superficiels. Dans la convalescence des phlébites, la cure ne doit être entreprise que un à deux mois après la disparition de tout phénomène fébrile.

Des résultats analogues sont obtenus à Barbotan.

Les périphlébites d'origine goutteuse sont justiciables des stations indiquées pour le traitement de la goutte et des rhumatismes, en particulier de Néris, Plombières, Luxeuil et Bains, et dans quelques cas de Dax et de Saint-Amand.

Les hémorroïdes symptomatiques d'une congestion générale du système porte disparaissent à Brides et à Châtel-Guyon.

IV. **Troubles de la tension sanguine.** — Des eaux minérales différentes sont indiquées, suivant la cause pathogénique de l'*hypertension* artérielle dans un cas donné. L'hypertension due à un état spasmodique du muscle artériel est justiciable des cures hydro-minérales sédatives du système nerveux sympathique, en particulier des bains carbo-gazeux de Royat. Si l'hypertension est symptomatique d'une néphrite, la cure de diurèse agit indirectement sur la tension sanguine : le malade est envoyé à Evian, Vittel, Saint-Nectaire, Capvern ou Contrexéville. Lorsque l'excès de pression est attribuable à la pléthore sanguine des hyperglobuliques hypervisqueux, Brides, Contrexéville, Vittel et Vichy peuvent, suivant les cas, être indiqués.

L'*hypotension* est corrigée par les eaux chlorurées sodiques fortes.

Le *syndrome hyposphyxique* de Martinet, caractérisé par l'association d'une hypertension minimale et d'une hypotension maximale, est heureusement modifié par la combinaison de deux cures thermales, l'une agissant pour relever la pression maxima, l'autre pour diminuer la pression minima : la cure combinée de Brides-Salins ou les bains carbo-gazeux tonicardiaques de Royat associés à la cure de boisson à l'une des sources diurétiques de cette station représentent, à ce point de vue, des associations thérapeutiques très efficaces.

§ 5. — MALADIES DE L'APPAREIL RESPIRATOIRE.

Les eaux minérales agissent dans les maladies de l'appareil respiratoire en modifiant l'état général et en exerçant une action locale. Nous ne nous occuperons plus ici de la tuberculose, dont il a été question plus haut (p. 180).

La scrofule, l'arthritisme, la goutte conditionnent des manifestations chroniques du côté de l'appareil de la respiration. Celles-ci sont amendées par les cures thermales qui s'adressent à ceux-là. Selon les circonstances, on fera usage d'eaux chlorurées, arsenicales ou bicarbonatées. Quant aux eaux sulfureuses, elles agissent à la fois sur l'état général et sur l'état local par l'hydrogène sulfuré (p. 69) qui s'élimine au niveau de la muqueuse des voies respiratoires.

Il convient de faire une distinction entre les affections des voies respiratoires supérieures et celles des bronches et des poumons.

I. **Voies respiratoires supérieures.** — Les *coryzas chroniques* liés au lymphatisme, fréquents chez les enfants scrofuleux, sont justiciables des eaux chlorurées sodiques fortes (Salies-de-Béarn, Biarritz, Salins-Moutiers, Salins-du-Jura, la Mouillère), et, si le catarrhe purulent est très abondant, des eaux sulfureuses fortes (Challes, Barèges, Cauterets, Luchon, Enghien) ou des sulfurées chlorurées (Uriage).

Ces stations conviennent moins bien aux formes congestives évoluant par poussées aiguës et s'accompagnant d'hydrorrhée nasale : on s'adressera alors aux eaux, plus sédatives et dont les réactions sont moins énergiques, du Mont-Dore, de la Bourboule, de Saint-Gervais, d'Allevard, de Pierrefonds ou de Saint-Honoré.

Il faut parfois tâtonner et faire une cure thermale d'épreuve (Pelon).

La rhinite atrophique avec ozène est heureusement

modifiée par les eaux sulfureuses fortes, particulièrement par celles de Challes.

Dans les *pharyngites chroniques*, les mêmes cures se trouvent indiquées et le choix de la station est dicté d'après les mêmes considérations. On prescrira les eaux chlorurées sodiques et les eaux sulfureuses fortes aux sujets mous, lymphatiques, à réactions lentes ; s'il y a de l'hyperexcitabilité, on préférera les stations arsenicales ou faiblement sulfureuses.

Beaucoup des affections du rhino-pharynx sont justiciables d'un traitement opératoire que la cure hydrominérale ne peut évidemment remplacer. Mais celle-ci, en désinfectant les fosses nasales, le cavum et les amygdales et en activant la vitalité des tissus qui tapissent ces cavités, constitue une excellente préparation à l'intervention chirurgicale. Elle représente aussi un utile complément de l'opération.

Les *otites suppurées* qui compliquent si souvent les affections rhino-pharyngées sont traitées avec succès dans les stations sulfureuses : Aix, Luchon, Cauterets, Vernet, etc. Dans plusieurs de ces stations existent des installations permettant de faire dans la caisse du tympan des insufflations d'hydrogène sulfuré et de vapeurs, fort utiles dans les otites traînantes ou chroniques.

Les *laryngites* sont justiciables des mêmes stations que les rhino-pharyngites. Les formes catarrhales purulentes réclament un traitement sulfuré ; si les phénomènes spasmodiques prédominent, on préférera la cure du Mont-Dore.

II. **Bronches et poumons.** — Ce sont encore les mêmes conditions de terrain et d'état local torpide ou excitable qui règlent le choix des stations qui conviennent aux malades atteints d'affections chroniques des voies respiratoires inférieures.

Toutes les eaux sulfureuses fortes des Pyrénées sont indiquées lorsque la *bronchite* évolue sur un terrain lymphatique et s'accompagne de sécrétion purulente abondante.

Le Mont-Dore est au contraire préférable dans les cas de bronchite sèche avec toux spasmodique chez les arthritiques.

Entre ces deux formes bien tranchées, existent de nombreuses formes intermédiaires pour lesquelles il est parfois délicat de préciser la station la plus convenable. Si l'élément catarrhal est léger, Allevard, Enghien, Saint-Honoré et les autres stations sulfureuses faibles peuvent être prescrites, et aussi la Bourboule.

L'asthme symptomatique d'une affection cardio-rénale contre-indique absolument les cures sulfureuses. Dans l'*asthme essentiel*, l'élément spasmodique est remarquablement calmé par la cure sédative du Mont-Dore qui est dans ces cas la « providence des asthmatiques ». Si l'on croit pouvoir attribuer l'asthme à un fléchissement des fonctions antitoxiques du foie, des cures prudentes à Brides ou à Vichy l'amélioreront souvent. Lorsqu'il s'accompagne de catarrhe purulent des bronches, la cure du Mont-Dore sera complétée par une cure sulfureuse faible, par exemple à Luchon. Les asthmatiques goutteux et obèses sont justiciables de Vittel, Contrexéville ou Brides.

§ 6. — MALADIES DE L'APPAREIL DIGESTIF.

Le professeur agrégé Linossier insiste, à juste raison, sur l'importance, au point de vue des indications du traitement hydrominéral, d'un diagnostic précis de l'affection en cause. « Il y a, dit-il, entre les différents organes dont la réunion constitue l'appareil digestif, une synergie telle que rarement le trouble né dans un de ces organes s'y localise. Les symptômes diffusent en quelque sorte, et il est souvent très difficile de déterminer leur point de départ. Tel malade, traité sans succès pendant des années pour des troubles gastriques, en obtient facilement la guérison, le jour où l'on découvre que ses malaises sont la conséquence d'une lithiase biliaire méconnue ». Il est donc essentiel que le médecin traitant, avant de diriger son malade sur telle ou telle station, ait posé un diagnostic précis : le succès de la cure hydrominérale en dépend.

I. **Maladies de l'estomac.** — Les cures hydrominérales sont parmi les remèdes les plus efficaces à apporter aux troubles fonctionnels gastriques. Nous disons « les troubles fonctionnels », car l'action des eaux sur les lésions organiques proprement dites de l'estomac est beaucoup plus aléatoire (par exemple dans l'ulcère, qui paraît cependant être amélioré à Vichy), quand elle n'est pas franchement défavorable, comme dans le cancer.

Ces troubles fonctionnels peuvent dépendre d'un vice de la nutrition générale (goutte, anémie), ou d'une maladie d'un organe autre que l'estomac : intestin, foie, appareil génito-urinaire, système nerveux. Les dyspeptiques rentrant dans ces catégories seront envoyés dans les stations où l'on traite la maladie principale : les entéritiques à Plombières ou à Châtel-Guyon, les hépatiques à Brides ou à Vichy, les rénaux et les goutteux à Vittel, Contrexéville ou Capvern, les utérines à Luxeuil, Plombières ou Néris, les névropathes à Pougues, Divonne, Saint-Alban ou Néris, les tabétiques à La Malou, les anémiques aux stations chlorurées ou ferrugineuses, etc. De très nombreuses stations peuvent légitimement revendiquer les dyspepsies au nombre des maladies justiciables de leurs eaux ; mais la dénomination « dyspepsie » doit être complétée par un qualificatif indiquant la cause du trouble gastrique et délimitant la variété qui seule a des chances d'être améliorée par la cure proposée.

D'autres troubles fonctionnels semblent plus directement attribuables à un trouble moteur ou sécrétoire de l'estomac lui-même. Ils sont justiciables des eaux alcalines et parfois des eaux chlorurées faibles. Les dyspepsies hypersténiques sont plus particulièrement améliorées par les sources chaudes de Vichy ; les sources froides de cette station, de même que les eaux de Vals, du Boulou et de Pougues, agissent au contraire plus favorablement dans les dyspepsies hyposténiques. C'est aussi aux dyspeptiques hyposténiques que conviennent les eaux chlorurées faibles de Niederbronn, Santenay, Brides, Saint-Nectaire et Royat.

II. **Maladies de l'intestin.** — Tout aussi délicate que le choix d'une station pour un dyspeptique est la détermination d'une station pour un entéritique, car le même syndrome intestinal peut être la conséquence d'affections très diverses.

Constipation. — La constipation tient à la fois à des troubles moteurs se traduisant par la prédominance, l'alternance ou la coexistence de l'atonie et du spasme de l'intestin ; à des troubles sécrétoires des glandes intestinales ou des glandes annexes, en particulier de la glande biliaire ; à des troubles nerveux caractérisés par un déséquilibre fonctionnel des système nerveux sympathique et parasympathique ; enfin à des insuffisances endocriniennes, qui conditionnent probablement les troubles vago ou sympathicotoniques.

Elle s'accompagne, avec plus ou moins d'intensité, de phénomènes douloureux, d'état saburral des voies digestives, de congestion ou d'insuffisance hépatique, d'hypertension portale, d'intoxication générale et de manifestation à distance du côté du système nerveux, du cœur, des reins et de l'appareil génital.

La médication thermale de la constipation devra donc viser avant tout, disent Baraduc et Aine, à

« rétablir le tonus normal et la synergie des contractions ; elle devra fréquemment aussi combattre spécialement l'élément spasmodique, souvent douloureux, surajouté ; elle s'adressera aux diverses perturbations des sécrétions glandulaires et particulièrement à l'insuffisance biliaire ; elle cherchera enfin à remédier aux troubles locaux et généraux causés par la constipation et réagissant souvent en même temps sur elle pour l'entretenir ou l'aggraver ».

Ces résultats sont obtenus soit par une action directe sur les contractions de l'intestin (élément magnésium, p. 75) et la sécrétion biliaire (élément soufre des sulfates, p. 71), soit par une action indirecte sur les plexus nerveux abdominaux (thermalité, radio-activité). Le premier mode d'action peut être demandé aux eaux magnésiennes de Châtel-Guyon ou aux eaux sulfatées de Brides ; le second aux eaux thermales radio-actives du type Plombières.

Schématiquement Châtel-Guyon revendique les constipations par prédominance de l'atonie (stase cæco-ascendante), avec association de phénomènes généraux de toxémie et état nerveux dépressif ; Brides, les constipations par insuffisance biliaire ; Plombières, les états spasmodiques de l'intestin, accompagnés de phénomènes d'hypertonie nerveuse.

Pratiquement, la plupart des constipés se rattachent à la fois à ces deux types extrêmes : chez eux on observe généralement une association ou une alternance de déviations motrices ou sécrétoires extrêmement complexes. Aussi est-il nécessaire, pour faire choix de la station, de prendre en considération les réactions générales qui accompagnent la constipation et les signes de lésions associées d'autres organes.

Les constipés torpides, anémiés, déprimés ou intoxiqués seront envoyés de préférence à Châtel-Guyon. Plombières conviendra plutôt aux nerveux irritables, aux algiques, aux rhumatisants ; Châtel-Guyon, Brides, Vichy, Vittel (source Hépar), Contrexéville, Martigny, Aulus, Capvern, aux insuffisants hépatiques et aux constipés avec atonie gastrique. Néris, Luxeuil, Bains, Bagnères-de-Bigorre pourront souvent remplacer Plombières. La constipation des obèses et des pléthoriques est justiciable de Brides.

A ces cures, il sera souvent utile d'associer une cure complémentaire appropriée à l'état morbide qui accompagne la constipation : Vichy chez les hypersténiques gastriques, Evian ou Royat chez les uricémiques, Salins-Moutiers, Salies-de-Béarn, Saint-Sauveur ou Luxeuil chez les utérines.

Quant aux constipations dues à des brides ou à des coudures de l'intestin et aux occlusions par tumeurs adbominales, elles ne sont évidemment plus du ressort des cures thermales. De même, les constipations résultant de défectuosités de la paroi abdominale et notamment de ptose ne sont pas justiciables des eaux minérales, à moins que ces défectuosités ne soient pas seules en cause : dans ce cas une cure peut intervenir après leur correction.

DIARRHÉE. — Il est nécessaire de distinguer les diarrhées dues à un trouble intestinal primitif et tenant à une exagération des sécrétions et des contractions, et les diarrhées d'origine toxique ou infectieuse, qui sont un mode de réaction de l'organisme pour éliminer des produits toxiques ou non assimilables : le traitement hydrominéral sera différent suivant les cas.

Au même titre que la constipation, la diarrhée d'origine intestinale est justiciable des cures régulatrices des fonctions intestinales ; Plombières est indiqué lorsqu'il y a prédominance des phénomènes de déséquilibre nerveux, Chatel-Guyon, dans les autres cas. Vichy et les autres stations alcalines améliorent les diarrhées d'origine gastrique, Brides celles qui sont liées à une insuffisance hépatique. Les cures de diurèse sont parfaitement indiquées dans les cas de diarrhée vicariante d'une imperméabilité rénale. Nous avons déjà précisé (p. 184) les indications respectives de Chatel-Guyon, de Plombières et de Brides, dans les diarrhées coloniales. Naturellement le traitement opportun aura été préalablement institué contre les Amibes, Lamblia, Giardia et autres agents de diarrhées chroniques ou récidivantes. Il ne faut plus perdre de vue la fréquence actuelle des dysentèries amibiennes autochtones ; en l'absence de renseignements parasitologiques suffisants, le traitement antidysentérique d'épreuve (M. Perrin) est une ressource précieuse. L'agent pathogène étant supprimé, la cure thermale produit le maximum d'effets.

ENTÉRO-COLITE MUCO-MEMBRANEUSE. — L'entéro-colite muco-membraneuse est soignée plus spécialement à Plombières (formes diarrhéiques, formes spasmodiques douloureuses), à Chatel-Guyon (formes douloureuses avec constipation atonique) et à Brides. (formes avec prédominance des signes d'insuffisance biliaire).

III. **Maladies du foie.** — Les eaux minérales peuvent exercer, par les principes qu'elles contiennent, une action directe sur la cellule hépatique, dont l'activité vitale se trouve accrue. Ces principes sont, croyons-nous, le soufre et la radio-activité ; le soufre quand l'eau contient une petite quantité de sulfate qui abandonne lentement de l'hydrogène sulfuré (p. 69) ; la radio-activité (Castelnau et Loisel), lorsque l'eau ingérée est assez rapidement absorbée pour arriver au foie avant d'avoir perdu son pouvoir radio-actif.

Les eaux dont l'action se manifeste primitivement sur l'intestin régularisent la circulation sanguine dans le foie et assurent ainsi une irrigation plus parfaite des cellules hépatiques et une stimulation de leur fonctionnement.

L'arrivée au contact de l'ampoule de Vater d'une eau contenant l'élément magnésium provoque une contraction réflexe de la vésicule biliaire et une chasse de bile dans l'intestin.

D'autre part, les eaux minérales agissent indirectement sur le foie en facilitant la tâche qui lui incombe. Une eau diurétique, en activant le fonctionnement de l'émonctoire rénal, dispense la cellule hépatique de fixer et de détruire les produits toxiques qui imprégnaient l'économie et qui ont été éliminés par les urines. Une eau purgative évacue les phénols formés dans l'intestin, phénols que le foie aurait eu à transformer. Par l'action de leur élément sodium (p. 74), les eaux minérales augmentent les combustions cellulaires dans l'organisme tout entier : les transformations des matières albuminoïdes, des graines et des hydrates de carbone se font plus complètement, et ainsi l'intervention du foie dans ces phénomènes du métabolisme se trouve simplifiée. Par tous ces moyens, l'équilibre peut se trouver rétabli entre les possibilités fonctionnelles du foie et le travail qui lui est imposé ; et par conséquent le syndrome qui traduisait le surmenage de la cellule hépatique disparaît.

L'eau minérale (par la radio-activité, l'élément chlore et probablement l'élément iode) agit sur les glandes à sécrétion interne et, par l'intermédiaire de celles-ci, sur le système nerveux de la vie végétative. Il semble bien que certaines eaux exercent une action sur le foie en régularisant ainsi le fonctionnement du parasympathique.

L'eau minérale peut aussi corriger certaines conséquences du trouble fonctionnel de la cellule hépatique. C'est ainsi que l'acide carbonique, en rétablissant l'alcalinité des humeurs (p. 80), neutralise une des manifestations les plus sévères de l'insuffisance des fonctions uréopoiétique et protéopexique du foie, l'acidose.

Nous avons dit (p. 141) que l'ingestion de certaines eaux minérales est capable de provoquer des chocs hémoclasiques et exercer une action anaphylactisante. Celle-ci peut agir sur les fonctions du foie : les expériences de Maxwaring ont, en effet, établi que le foie présentait une activité fonctionnelle accrue pendant la durée des chocs anaphylactiques.

Enfin les recherches personnelles de l'un de nous, portant sur l'action de l'eau de Vichy et de l'eau de Brides sur les phénomènes d'autolyse des cellules hépatiques, nous ont montré une accélération de l'autolyse par l'eau de Vichy et un retard par l'eau de Brides (1).

Or, l'on sait que l'autolyse des cellules hépatiques dégénérées, qui survient au cours de certaines cirrhoses, entraîne des troubles de l'état général, une diminution de la sécrétion urinaire et une altération du fonctionnement hépatique. Nos expériences font présumer que les troubles d'origine autolytique seront exagérés par une cure à des eaux minérales du type Vichy, et diminués par une cure du type Brides. L'observation clinique montre effectivement que l'ascite et les œdèmes des cirrhotiques augmentent sous l'influence du traitement de Vichy, tandis que pareille aggravation ne se produit pas à Brides.

De ces considérations, il résulte que des eaux qui contiennent un ou plusieurs des éléments soufre (à l'état de sulfate), sodium, magnésium, chlore, iode, acide carbonique et radio-activité et aussi les simples eaux de lavage et les eaux purgatives peuvent être

(1) A. MATHIEU, *Action empêchante in vitro de l'eau de Brides sur l'autolyse du tissu hépatique.* Société d'hydrologie de Nancy et de l'Est, 29 septembre 1924.

avantageusement utilisées dans le traitement des maladies du foie.

Pratiquement, l'observation clinique a confirmé les propriétés curatives des eaux bicarbonatées sodiques type Vichy, sulfatées chlorurées sodiques type Brides, sulfatées calciques type eau des Stations vosgiennes ou Capvern, et enfin des eaux de lavage type Evian.

Le choix de la station sera déterminé d'après le syndrome pathologique prédominant.

Vichy et les autres stations alcalines recevront plus particulièrement les hépatiques présentant des troubles des fonctions glycogénique (diabète), cholestérinique (lithiase biliaire) et uréopoiétique (troubles dyspeptiques, modifications du métabolisme azoté, acidose).

A Brides ou à Brides et Salins-Moutiers, iront ceux dont la fonction antitoxique est déficiente (toxémie hépatique et ses complications : troubles intestinaux, asthme, migraines, urticaire, etc.), ceux dont la fonction adipopexique est pervertie (obésité, maigreur), ceux dont la fonction régulatrice de la tension portale est déréglée (hypertension et hypotension portales, hémorroïdes, ptoses viscérales), et les hypovagotoniques.

Les troubles des fonctions uricolytiques (rhumatisme, goutte, lithiase urique) seront soignés à Vittel, Contrexéville, Martigny, Capvern, Evian ou Aulus.

C'est dans ces mêmes stations ou à Vichy qu'on enverra les cholémiques.

Contre-indications. — Les cures de Vichy et de Brides provoquent au niveau du foie une suractivité circulatoire et une stimulation cellulaire qui demandent à être surveillées par un médecin averti, et qui, dans certaines circonstances, pourraient devenir dangereuses. Dans la lithiase biliaire en particulier, des précautions doivent être prises pour éviter une aggravation de la maladie. Dans son lumineux ouvrage sur la lithiase biliaire, le Professeur Chauffard (1) a très nettement posé les contre-indications de la cure de Vichy. Ne doivent pas être envoyés dans cette station : les lithiasiques infectés, ceux qui sont atteints de coliques hépatiques à répétition, ceux qui présentent une oblitération calculeuse du cholédoque, les sujets en voie d'amaigrissement continu, les grands hypertendus, les insuffisants rénaux et tous ceux qui ont dans leur passé des accidents d'infection urinaire. Un certain nombre de ces malades pourront sans danger faire une cure dans une station dont les eaux ont une action moins brutale et agissent principalement sur la diurèse.

§ 7. — MALADIES DU SYSTÈME NERVEUX.

On peut demander aux eaux minérales d'agir soit comme un traitement causal sur la maladie qui a entraîné les lésions ou les troubles fonctionnels du système nerveux, soit comme un traitement symptomatique sur les manifestations de la maladie.

Traitement causal. — Un diagnostic étiologique précis est nécessaire pour choisir convenablement la station où l'on enverra le malade.

Les *troubles circulatoires cérébraux* sont justiciables des stations capables de prévenir le retour des accidents. Les eaux de diurèse sont indiquées chez les scléreux intoxiqués, Royat chez les hypertendus sympathicotoniques, Brides chez les pléthoriques obèses, Challes, Uriage, et les autres stations sulfureuses chez les syphilitiques qui doivent faire un traitement mercuriel intensif, etc.

Les *névrites* et les *névralgies* sont améliorées par la cure qui s'adresse à la maladie causale : cure de

____

(1) A. Chauffard, *La lithiase biliaire*, 2ᵉ édit. 1922. Masson et Cie, édit., 1922.

lavage chez les goutteux, eaux sulfureuses chez les saturnins, eaux alcalines chez les diabétiques, etc.

De même, dans les *névropathies*, les eaux minérales agissent sur l'affection organique point de départ des manifestations nerveuses : Vichy ou Vals chez les dyspeptiques, Chatel-Guyon, Plombières ou Brides chez les entéritiques, Plombières ou Luxeuil chez les utérines, Vittel, Evian ou Capvern chez les intoxiqués...

Par leur action sur les glandes endocrines, les eaux radio-actives et chlorurées régularisent les *déséquilibres fonctionnels du sympathique et du parasympathique.*

Traitement symptomatique. — Parallèlement à cette action sur la cause pathogénique du trouble nerveux, les eaux minérales peuvent modifier les symptômes particuliers de la maladie. Suivant les cas, on cherchera une action sédative ou une action stimulante.

Les eaux thermales faiblement minéralisées et radio-actives sont sédatives. C'est le fait des eaux de Néris, de Plombières, de La Malou, d'Aix-les-Bains, de la Léchère, de Bagnères-de-Bigorre. Ces stations recevront les algiques et les névropathes excitables. La Malou est spécialement indiquée chez les tabétiques.

Les eaux faiblement ou moyennement chlorurées de Bourbon-Lancy, de Bourbon-l'Archambault, de Bourbonne, les sources faiblement sulfureuses de Saint-Sauveur, de Luchon, d'Ax, du Vernet, d'Amélie, et les bains de boue de Dax ou de Saint-Amand, conviendront au contraire pour réveiller la nutrition générale et la vitalité du tissu musculaire chez les paralytiques de toutes sortes et chez les psychasthéniques. Pour ces derniers, on choisira de préférence des stations calmes, dans lesquelles les occasions d'agitation et de surmenage sont moins nombreuses que dans les stations mondaines. Divonne convient tout particulièrement aux neurasthéniques par épuisement nerveux (surmenés, convalescents, etc.).

Dans tous les cas, on fera un large usage, en même temps que du traitement thermal proprement dit, des procédés physio et kinésithérapiques : massage, rééducation motrice, hydrothérapie, mécanothérapie, etc.

§ 8. — MALADIES DE L'APPAREIL URINAIRE.

Maladies des reins. — Les *albuminuries non brightiques*, albuminurie digestive traduisant une insuffisance hépatique, albuminurie dite orthostatique, albuminurie des goutteux, des cardiaques, des tuberculeux... sont justiciables, suivant les cas, des cures hydrominérales dirigées contre la maladie causale : Vichy, Brides, Vittel, Contrexéville, Royat, Salins-Moutiers, etc.

Les *néphrites hydropigènes* avec rétention chlorurée figurent parmi les indications principales des cures de diurèse (p. 139), aux sources froides peu minéralisées d'Evian ou aux stations sulfatées calciques des Vosges (Vittel, Contrexéville, Martigny) et des Pyrénées (Capvern, Aulus).

Ces mêmes cures, prudemment surveillées, peuvent rendre des services dans le traitement des *néphrites urémigènes*, à condition que le rein soit encore suffisamment perméable. Parfois il y aura intérêt à les associer à une cure capable de stimuler l'activité de la fonction antitoxique du foie (p. 208) pour soulager le travail éliminatoire du rein. Lorsque la tension artérielle est très élevée, les bains carbo-gazeux de Royat pourront parer aux dangers immédiats que fait courir l'hypertension.

A Saint-Nectaire, l'association de la cure de boisson, des bains carbo-gazeux à eau courante et des affusions lombaires chaudes donne d'excellents résultats dans la plupart des *albuminuries* d'origine infectieuse ou toxique, surtout lorsque les manifestations rénales s'accompagnent d'anémie, de faiblesse générale, de dépression nerveuse ou de troubles de la croissance.

Lithiase urinaire. — Des eaux absolument différentes sont à prescrire suivant qu'il s'agit de gravelle urique et oxalique ou de gravelle phosphatique.

La gravelle urique et la gravelle oxalique sont parmi les manifestations de la goutte. Les malades qui en sont atteints seront envoyés dans les stations indiquées contre cette diathèse. Les eaux alcalines du type Vichy modifient le trouble nutritif qui occasionne la gravelle et, en diminuant l'acidité de l'urine, augmentent la solubilité de l'acide urique : elles conviennent chez les goutteux dont les urines laissent déposer, par refroidissement, une boue colorée formée en majeure partie d'urates et d'oxalates. Lorsque la fréquence des coliques néphrétiques démontre l'existence d'abondantes concrétions, on cherchera d'abord à éliminer les graviers déjà formés, en provoquant une chasse urinaire au moyen d'une cure sulfatée calcique dans une station vosgienne ou à Capvern ou Aulus. Le même but peut être atteint par les eaux de lavage du type Evian.

Dans la gravelle phosphatique, les eaux alcalines sont contre-indiquées : en alcalinisant les urines, elles facilitent encore la précipitation du phosphate de chaux et du phosphate ammoniaco-magnésien. Les eaux les plus favorables sont ou bien celles d'Evian ou de Thonon, ou bien l'eau de certaines sources, riches en soufre libre, de la Preste, de Cauterets, de Saint-Sauveur, d'Ax, de Luchon ou des Eaux-Bonnes.

Pyélites, pyélonéphrites et cystites. — Les cures hydrominérales n'ont qu'une action palliative dans les suppurations des voies d'excrétion de l'urine entretenues par la présence d'un calcul volumineux ou d'une tumeur. Elles peuvent cependant être utiles avant et après l'intervention chirurgicale.

Elles sont contre-indiquées dans la cystite tuberculeuse.

Dans toutes les autres formes on fera usage soit des eaux de lavage (Evian, Thonon), soit des eaux contenant du sulfate de chaux, des silicates ou du soufre libre, au premier rang desquelles se placent les eaux de La Preste, de Saint-Sauveur, de Capvern, de Brides et des stations vosgiennes.

Ces mêmes eaux donnent des résultats favorables dans les urétrites chroniques qui persistent à la faveur de causes générales : anémie, arthritisme, lymphatisme.

§ 9. — MALADIES DE L'APPAREIL GÉNITAL.

I. Chez l'homme. — Les épididymites chroniques, les prostatites, la spermatorrhée et l'impuissance sont, en règle générale, justiciables des eaux chlorurées sodiques fortes (Biarritz, Salies, Salins-Moutiers, Salins-du-Jura), des eaux sulfureuses des Pyrénées (en particulier Luchon et Saint-Sauveur), des eaux ferrugineuses de La Malou, et, dans certains cas, des eaux thermales simples. On fixera le choix de la station en tenant compte de l'état général du malade et de son degré d'affaiblissement ou d'excitation.

II. Chez la femme. — Il convient de distinguer les états inflammatoires dus à une infection de l'utérus et des annexes, les troubles fonctionnels liés la plupart du temps à une insuffisance endocrinienne, et les troubles circulatoires sous la dépendance d'une affection générale ou de la maladie d'un organe de voisinage.

A. ETATS INFLAMMATOIRES. — La métrite, la salpingite, la périmétrite peuvent avoir une évolution torpide chez une femme lymphatique, dont les tissus réagissent mal à l'infection. Dans ces cas, on aura recours aux eaux fortement excitantes telles que les eaux chlorurées sodiques fortes de Salies-de-Béarn et de Biarritz ou les eaux sulfureuses moyennement concentrées (Saint-Sauveur, Eaux-Chaudes, certaines sources de Cauterets ou de Luchon). Le traitement consiste en bains généraux susceptibles de modifier l'état général et en irrigations vaginales (p. 153) d'eau minérale hypertonique. Il provoque, du côté de l'appareil génital, une suractivité circulatoire qui demande à être surveillée. La congestion qui en résulte détermine un afflux leucocytaire favorable à la lutte antimicrobienne, une exsudation séreuse et, finalement, une résorption des œdèmes qui infiltraient les tissus utérins et péri-utérins : l'effet est analogue à celui que l'on obtient par l'aspiration ou la compression dans l'application de la méthode de Bier.

Ce traitement n'est sans danger que dans les affections gynécologiques torpides. A celles qui ont une tendance à l'acuité, chez des femmes nerveuses et excitables, conviennent les eaux thermales sédatives et les eaux sulfatées calciques chaudes : Luxeuil, Plombières, Ussat, Néris, Bagnères-de-Bigorre.

Entre ces deux types extrêmes, la forme torpide et la forme subaiguë douloureuse, se rencontrent de nombreuses formes intermédiaires qui sont justiciables des eaux chlorurées de Balaruc, de Bourbonne, de Salins-Moutiers et de La Motte, eaux moins concentrées que celles de Salies, de Biarritz ou de la Mouillère. Salins-Moutiers présente l'avantage d'être situé tout à proximité de Brides, dont l'eau laxative corrige l'action congestionnante des bains et des injections salées, sans diminuer leur action résolutive et tonique.

B. TROUBLES FONCTIONNELS. — *L'aménorrhée* (à l'exception de l'aménorrhée des tuberculeuses ou des cachectiques) est tout à fait justiciable des cures hydrominérales.

Lorsqu'elle est la manifestation d'une insuffisance fonctionnelle ovarienne, les stations chlorurées sodiques et sulfureuses fortes que nous avons énumérées plus haut sont indiquées pour stimuler l'état général et activer le fonctionnement glandulaire. La cure associée de Brides-Salins est spécialement recommandable quand l'aménorrhée s'accompagne d'obésité.

L'aménorrhée des anémiques et des chlorotiques est soignée dans les stations ferrugineuses (Forges, Bussang, Puits romain de Luxeuil), arsenicales (la Bourboule), ou chlorurées sodiques dont les eaux sont riches en émanation du thorium (Salins-Moutiers).

Si elle est sous la dépendance d'un trouble du système nerveux, on s'adressera aux eaux thermales peu minéralisées de Luxeuil, de Saint-Sauveur, d'Aix-en-Provence ou d'Evaux. C'est le cas par exemple pour l'aménorrhée émotive, l'aménorrhée due à un brusque refroidissement ou celle que l'on constate dans certaines névroses.

La *dysménorrhée* des nerveuses, lorsqu'aucune intervention chirurgicale ne s'impose, est en général très améliorée par les cures d'eaux chaudes sédatives : Néris, Plombières, Luxeuil, Bagnères-de-Bigorre, Saint-Sauveur, Aix-en-Provence. On devra souvent y associer une cure alcaline ou ferrugineuse capable de modifier le trouble de l'état général dont la dysménorrhée n'est qu'une des manifestations. Suivant les cas, on fera donc suivre la cure thermale sédative d'une cure à Royat, à Forges, à Vichy, à Brides ou d'une cure de diurèse à Vittel, Contrexéville, Evian, etc.

C. TROUBLES CIRCULATOIRES. — Fréquemment les troubles menstruels ne sont que la manifestation, du côté de l'utérus et des annexes, d'un trouble circulatoire dont la cause est plus générale.

Localement, le traitement thermal dans une station chlorurée sodique ou sulfureuse stimulera la circulation ralentie. On lui associera avantageusement la gymnastique suédoise et le massage gynécologique selon la méthode de Brandt-Stapfer (1). Suivant la forme clinique constatée (aménorrhée, congestion fruste, congestion hémorragipare), on fera usage de la gymnastique et du massage congestionnants, ou au contraire de la gymnastique et du massage décongestionnants.

Les malades constipées, les pléthoriques abdominales, les goutteuses, les rhumatisantes, les cardiaques, les variqueuses, les préscléreuses.... seront envoyées aux sources pouvant agir sur la maladie qui conditionne le trouble circulatoire : Châtel-Guyon, Brides, Vichy, Royat, Contrexéville, Vittel, Bourbon-Lancy, Bagnoles-de-l'Orne, etc.

D. FIBROME UTÉRIN. — Le traitement hydro-minéral des fibromes utérins a joui pendant long-temps d'une renommée qui nous semble très exagé-rée, et qui, de plus, ne se légitime plus depuis les pro-grès du traitement chirurgical et des traitements radio et radiumthérapiques.

Les cures thermales sont indiquées seulement dans les fibromes à évolution lente, survenant aux approches de la ménopause et ne s'accompagnant pas de fortes hémorragies, lorsqu'une intervention plus active est, pour une raison quelconque, reconnue dangereuse ou impossible. Les eaux pouvant être conseillées sont les eaux chlorurées sodiques fortes de Biarritz, de Salies-de-Béarn, de Salins-Moutiers, de la Mouillère ou de Salins-du-Jura. Le traitement pourra

(1) MATHIEU (de Brides), RICHARD et HARANCHIPY (de Royat), *Traitements des maladies cardio-vasculaires par le massage, le mouvement et les agents physiques*. Doin, édit. Paris 1922.

favoriser l'évolution régressive que l'on observe habituellement après la période de la ménopause.

Lorsque le fibrome s'accompagne de réactions congestives ou inflammatoires de voisinage, les mêmes eaux seront utiles avant l'opération chirurgicale pour améliorer les troubles surajoutés, et en même temps pour tonifier la malade et la rendre plus résistante pour supporter l'intervention.

E. Stérilité. — Les causes de la stérilité sont si variées que de nombreuses cures hydrominérales peuvent la faire disparaître en agissant sur la cause qui l'entretenait. La station sera choisie après qu'un diagnostic étiologique aura été posé.

Les chlorotiques tenteront une cure à Bussang, à Forges, à Orezza, etc.; les scrofuleuses à Salies, à Salins-Moutiers, à la Mouillère, etc.; les obèses, à Brides, à Chatel-Guyon, etc., etc.

Si le vaginisme est en cause, on aura recours aux eaux sédatives de Néris, de Plombières, d'Evaux, etc.

Lorsqu'on reconnaît une lésion inflammatoire de l'utérus ou des annexes, on enverra les malades, suivant les cas, à Plombières, à Saint-Sauveur, à Luxeuil, ou dans une station sulfureuse forte ou chlorurée sodique, ou encore à Dax.

Dans un nombre considérable de cas, la lésion inflammatoire se borne à être un léger catarrhe utérin, une métrite localisée au col, avec sécrétions que leur viscosité rend certainement peu favorables à la progression des spermatozoïdes, et qui sont souvent assez acides pour tuer rapidement ceux-ci. La cure locale hydrominérale est particulièrement précieuse dans ce cas. Il en est d'autres où l'abus d'injections antiseptiques ou styptiques a modifié les muqueuses cervicale et vaginale au point de réaliser un état inflammatoire permanent de leurs cellules, d'où encore sécrétion acide. Les eaux sédatives (chlo-

rurées faibles, sulfureuses faibles, parfois les eaux
alcalines) remettront ces muqueuses en bon état.

F. Grossesse. — Les cures hydrominérales seront rarement prescrites au cours de la grossesse.
Si elles sont nécessaires, elles ne consisteront qu'en
une cure de boisson et en bains pris à une température indifférente, à l'exclusion de tous les procédés
hydrothérapiques susceptibles, par leur action violente, de troubler l'évolution normale de la gesta-
tion.

§ 10. — MALADIES DES GLANDES ENDOCRINES.

Parmi les maladies dont nous avons étudié le
traitement hydrominéral, certaines sont attribuables, pour une large part, à des troubles fonctionnels
des glandes endocrines. Déjà nous avons fait allu-
sion à l'action que l'élément soufre à l'état de sulfate
peut avoir sur les cellules hépatiques considérées
en tant que glandes à sécrétion interne, et à l'action de la radio-activité sur les capsules surrénales.

Cependant nous ne connaissons encore qu'imparfaitement l'action endocrinienne spécifique de chacun des principes contenus dans les eaux minérales,
et l'on ne peut aujourd'hui qu'esquisser ce chapitre
de thérapeutique hydrominérale ; dans l'avenir, il
prendra assurément une très grande importance.

Il semble que cette action des eaux minérales peut
s'exercer directement sur les cellules glandulaires soit
en leur fournissant les éléments nécessaires à leur
fonctionnement (iode pour la thyroïde, calcium pour
le thymus, etc.), soit par l'émanation du radium et
du thorium, en augmentant leur vitalité ; et indirectement par l'intermédiaire du système nerveux
sympathique qui régit les sécrétions internes. Enfin,
en raison des synergies fonctionnelles qui relient les
diverses glandes endocrines entre elles, l'action exer-

cée par une cure thermale sur un organe peut avoir sa répercussion sur d'autres organes glandulaires.

Deux classes d'eaux minérales ont, jusqu'à présent, fait leurs preuves dans le traitement des troubles fonctionnels endocriniens ; d'une part, les eaux chlorurées fortes du type Salies-de-Béarn (Mme Huard-Collard) dans les insuffisances fonctionnelles telles que l'hypothyroïdie ou l'hypoovarie ; d'autre part, les eaux carbo-gazeuses du type Royat (G. Richard) dans les manifestations d'hyperfonctionnement (maladie de Basedow, hypertension et autres syndromes d'hypersympathicotonie).

Pratiquement, la cure associée de Brides-Salins paraît pouvoir convenir indistinctement dans tous les cas de dysfonctionnement endocrinien. Le bain salé, radio-actif et carbo-gazeux de Salins-Moutiers est à la fois un stimulant de la cellule glandulaire et un régulateur du sympathique, qu'il tend à ramener à la position d'équilibre, quel que soit le sens de la déviation. Par sa triple action décongestionnante, stimulante de la nutrition générale et régulatrice des fonctions hépatiques, la cure de Brides en boisson corrige et complète les effets de la cure de Salins.

Du reste, la question reste à l'étude, et l'expérimentation clinique fera sans doute reconnaître à de nombreuses autres sources des actions spécifiques sur telle ou telle variété de troubles endocriniens.

§ 11. — MALADIES DE LA PEAU.

Le traitement hydrominéral des maladies de la peau s'adresse à la lésion locale et à la cause générale dont la dermatose est une manifestation. L'action locale est exercée par l'emploi des eaux sulfureuses, des eaux arsenicales et de certaines eaux thermales peu minéralisées ; l'action générale par l'eau qui convient à la maladie causale : diabète, insuffisance fonctionnelle hépatique, trouble endocrinien, fer-

mentations intestinales, intoxications diverses, etc...
Ces deux actions peuvent, dans certains cas, être
demandées à l'eau de la même source, ou résulter de
la combinaison de deux cures associées ou successives.

Le soufre est un des médicaments les plus anciennement employés contre les maladies de la peau.
Mais il s'en faut de beaucoup que toutes les eaux
contenant du soufre parmi leurs principes constitutifs
soient indistinctement salutaires dans les dermatoses.

L'eau contenant l'élément soufre agit (p. 69) par
l'hydrogène sulfuré qu'elle contient ou qu'elle libère
après ingestion, hydrogène sulfuré qui exerce une
action antiseptique et antiparasitaire locale, en
même temps qu'il apporte aux cellules épidermiques
le soufre nécessaire à la kératinisation. La réaction
provoquée au niveau de la peau est d'autant plus
intense que la quantité d'hydrogène sulfuré est plus
grande.

On peut en déduire une règle générale qui dirigera
le choix du médecin : prescrire une eau minérale
capable de dégager des quantités d'hydrogène sulfuré d'autant plus faibles que la dermatose est plus
irritable, et d'autant plus fortes que la lésion est
plus torpide. Par conséquent, aux dermatoses très
irritables (eczémas récents, herpès, prurigos, etc.),
conviendront des eaux sulfatées du type Saint-Gervais, aux formes moins irritables des eaux peu sulfurées comme celles de Saint-Sauveur, d'Amélie,
de La Preste et de quelques sources de Cauterets,
aux formes déjà chroniques des eaux sulfureuses
comme celles d'Ax ou de Luchon, enfin aux formes
torpides les eaux fortes de Barèges, de Challes,
d'Uriage, etc...

Les eaux arsenicales (La Bourboule) ont une action locale kératoplastique analogue à l'action des
eaux sulfureuses. Elles donnent de bons résultats

dans les dermatoses torpides : eczémas chroniques, acné, lichen, psoriasis, etc...

C'est aux dermatoses irritables évoluant sur un terrain nerveux que conviennent les eaux sédatives de Néris, de Plombières, de Luxeuil, de Bagnères-de-Bigorre.

Une mention spéciale doit être faite de La Roche-Posay, dont l'eau, contenant de la silice et du sélénium, est utilisable dans toutes les variétés d'eczémas.

Vichy, Pougues, Brides, Evian, Vittel, Contrexéville, Martigny, Capvern, etc., peuvent se trouver indiqués pour agir sur la maladie générale qui occasionne la dermatose.

Enfin, il faut signaler l'eau ferro-cuivreuse de Saint-Christau, qui modifie parfois heureusement certaines dermatoses, très torpides, telles que le lichen corné et l'acné chéloïdienne de la nuque, de même qu'elle agit favorablement sur les lésions leucoplasiques des muqueuses.

§ 12. — AFFECTIONS CHIRURGICALES DES PARTIES MOLLES, DES OS ET DES ARTICULATIONS.

Nous n'avons pas à étudier ici le traitement hydrominéral des lésions tuberculeuses, dont nous avons parlé ailleurs (p. 179).

Les séquelles des plaies de guerre, des fractures, des entorses, des luxations, des arthrites traumatiques, sont justiciables d'un traitement hydrominéral externe sous forme de bains et de douches, auquel on associe les traitements parathermaux utiles : massage, mobilisation, électrothérapie, thermothérapie, etc...

En plus des boues en application locale de Barbotan, Dax et Saint-Amand, trois groupes d'eaux minérales peuvent être utilisés. Ce sont :

1º Les eaux sulfureuses chaudes, en particulier

celles d'Aix-les-Bains, de Barèges, de Saint-Sauveur et des Eaux-Chaudes.

2º Les chlorurées sodiques thermales : Bourbonne, Bourbon-l'Archambault, Salins-Moutiers, La Motte, Balaruc, etc...

3º Les eaux hypothermales faiblement minéralisées : Plombières, Bourbon-Lancy, Evaux, Nancy, La Malou, Châteauneuf, Ussat, Aix-en-Provence.

Les raideurs, les atrophies et les engorgements des parties molles consécutifs aux entorses, aux luxations et aux fractures s'améliorent rapidement dans toutes ces stations. Les fistules osseuses entretenues par une ostéite chronique suite d'ostéomyélite ou de plaie de guerre sont désinfectées par les cures de Barèges, Salins-Moutiers, La Mouillère, etc...

CHAPITRE XI

LES PRINCIPALES STATIONS HYDROMINÉRALES

Nous ne signalerons pas, dans ce chapitre, un grand nombre de sources hydrominérales très intéressantes au point de vue scientifique, mais qui sont inexploitées ou auprès desquelles n'ont été aménagées que des installations balnéaires rudimentaires (1). Nous décrirons assez longuement les stations qui disposent d'un outillage thérapeutique et d'une organisation matérielle parfaite ; nous consacrerons de plus courts paragraphes aux stations dont les installations sont moins complètes. Nous n'avons pas cru devoir nous limiter exclusivement aux stations françaises, bien que la France soit le pays le plus favorisé, possédant une « gamme » incomparable de stations et pouvant répondre, par ses propres ressources, à toutes les indications thérapeutiques. Tout en réservant aux eaux minérales de notre patrie la plus large place, nous signalerons aussi les sources exploitées dans les

(1) Nous devons considérer comme rudimentaires non seulement les installations trop anciennes ou défectueuses, mais aussi des installations modernes de faible importance ; ce dernier genre de stations n'a habituellement qu'une clientèle locale ou régionale, à laquelle il peut rendre de très grands services. De telles stations sont énumérées dans le formulaire de Gilbert et Michel, dans les livres de Porcheron, Veillet, de la Harpe, Pelon, P. Blum (pour l'Alsace), etc., dans les brochures des Syndicats d'initiative régionaux, dans le volume intitulé *Crénothérapie, Climatothérapie et Thalassothérapie* de la Collection Gilbert et Carnot (Baillière, éditeur).

colonies françaises, ainsi que les principales stations des pays amis de la France.

Beaucoup de stations possèdent plusieurs sources d'eaux minérales, dont la composition et les applications thérapeutiques sont différentes. Il serait donc impossible de les cataloguer d'une façon rigoureusement logique, à moins de les mentionner plusieurs fois. Comme, d'autre part, les classifications actuelles des eaux minérales doivent être, à notre avis, considérées comme provisoires (p. 108), nous présenterons ici les stations dans l'ordre alphabétique. Les stations de nos colonies françaises sont groupées sous le nom de la colonie elle-même.

ABANO (Italie, province de Venise).

Eau hyperthermale (83°), chlorurée sodique (3 gr. 8), sulfatée calcique (0.95). $\Delta = -0°340$.

Bains, applications de boues, inhalations, bains de vapeur.

Rhumatismes chroniques, paralysies, dermatoses.

ABZAC (Charente).

Eaux froides (15°), chlorurées sodiques faibles, calciques et magnésiennes. Boues.

Applications locales et boissons.

ACQUI (Italie, province d'Alexandrie).

Eaux chaudes (20° à 75°), hydrosulfurées, chlorurées, sulfatées. Minéralisation totale = 1 gr. 3.

Bains, applications de boues, étuves.

Rhumatismes chroniques.

ACQUE ALBULE (Italie, province de Rome).

Eau tiède (25°), sulfurée calcique, carbo-gazeuse.

Laryngite, catarrhe trachéo-bronchique, affections utérines.

AGNANO (Italie, près de Naples).

Soixante-quinze sources de 21° à 95°, sulfurées

chaudes, alcalines, chlorurées, bicarbonatées sodiques, sulfurées carboniques, ferrugineuses chaudes.
Fumerolles utilisées pour étuve naturelle à température croissante de 35° à 48°.

Indications multiples, en raison de la diversité de
composition des eaux.

AIX-EN-PROVENCE (Bouches-du-Rhône).

Eaux thermales faiblement minéralisées, analogues à celles de Plombières.

Sédatives : névroses, algies rhumatismales, dermatoses.

AIX-LES-BAINS (Savoie).

Altitude : 258 mètres. Climat doux et sec; malgré
le voisinage du lac du Bourget.

Etablissement thermal ouvert toute l'année. Saison principale de mai à novembre.

Deux sources thermales (44°-45°) faiblement sulfureuses, fortement radio-actives (0.68 milligrammes-
minute), contenant des flocons de barégine. Débit :
4 millions de litres en 24 heures.

Trois sources froides peu minéralisées sont utilisées en boisson comme adjuvant de la cure externe.

Etablissement thermal moderne et complet. Institut physiothérapique et Institut Zander pour toutes
applications des agents physiques.

Cure essentiellement externe consistant en douche
chaude combinée au massage (douche-massage d'Aix),
en étuves de vapeur naturelle, générales ou locales
(Berthollets), et en bains simples ou avec douche
sous-marine.

Indications médicales : rhumatisme chronique,
goutte articulaire, polyarthrite déformante, séquelles de rhumatisme aigu, névralgies, névrites, suite
d'hémiplégie, dermatoses d'origine arthritique.

Indications chirurgicales : arthrites chroniques,

raideurs articulaires, synovites tendineuses, névrites traumatiques, séquelles de blessures de guerre.

Contre-indications : poussées aiguës dans les arthropathies, tuberculose, cardiopathies mal compensées, insuffisance rénale, maladies du foie, suppuration des voies urinaires, ménorrhagies de la ménopause.

A proximité d'Aix, se trouvent l'établissement de Marlioz (voir plus loin) et la station climatique du Mont-Revard (1.545 mètres).

ALCEDA (Espagne, province de Santander).

Eaux tièdes (26°), très abondantes, sulfatées sodiques et magnésiennes (2 gr.), sulfatées calciques (1 gr. 60), chlorurée sodique (1 gr. 30) et sulfhydratées.

Manifestations cutanées d'origine herpétique, catarrhe de l'appareil respiratoire, scrofules, rhumatismes.

ALET (Aude).

Eaux tièdes (25° à 32°), très faiblement minéralisées : carbonate de chaux, acide carbonique, magnésie, fer, lithine, arsenic. Une source ferrugineuse froide.

Employées en boisson.

Gastralgie, dyspepsie hypersténique, entérite aiguë, gastro-entérite des enfants.

ALGÉRIE.

L'Algérie est très riche en eaux minérales chaudes et froides.

Le groupe thermal comprend des eaux sulfureuses, chlorurées sodiques, sulfatées et bicarbonatées.

Eaux sulfureuses. — La source la plus intéressante est celle de Hammam-Mentila, dont la teneur en acide sulfhydrique est de 0,128 par litre, avec 58,03 d'extrait sec. Une des sources les mieux aménagées est celle de Hammam-Salatin, à 8 km. de Biskra.

Eaux chlorurées sodiques. — On peut signaler Hammam-Melouan (38°5) près d'Alger, et les Bains de la Reine (55°) près d'Oran.

Eaux sulfatées. — La plus connue est celle de Hammam-R'Hira, à 12 km. de Bou-Mefda. La station comporte deux établissements thermaux, des hôtels, un hôpital militaire et des bâtiments réservés aux indigènes. Le climat est tempéré. La cure est indiquée dans toutes les maladies avec ralentissement de la nutrition.

Eaux bicarbonatées. — La plus importante est celle de Hammam-Meskoutine, dont la température est de 95° et dont le débit atteint 3.334 litres à la minute. Hammam-Meskoutine reçoit des malades atteints de rhumatismes chroniques, de paralysies, de sciatique, les paludéens et les femmes souffrant d'affections gynécologiques.

Parmi les *sources froides*, les eaux bicarbonatées de Takitount et de Ben-Haroun ont une composition voisine de celle des eaux de Vichy : elles sont exploitées pour la vente en bouteilles. Des eaux ferrugineuses se rencontrent à Teniet-el-Hââd, à Stora, à Michelet, à Bouira et à Hammam-R'Hira.

ALHAMA DE ARAGON (Espagne, province de Sarragosse).

Eaux chaudes arsenicales, faiblement minéralisées.

Action sédative : asthme, coqueluche, affections broncho-pulmonaires des arthritiques, gastralgie, névralgies.

ALLEVARD (Isère).

Altitude : 475 m., dans une des plus belles vallées du Dauphiné.

Eau sulfurée calcique froide, riche en hydrogène sulfuré (24 cc. 75 par litre), en acide carbonique (97 cc.) et en azote (41 cc.).

Employée en boisson, en inhalations chaudes ou

froides, en pulvérisations, en douches pharyngiennes et en gargarismes.

Station spécialisée dans le traitement des manifestations respiratoires de l'arthristisme, des rhinopharyngites, trachéites, bronchites, amygdalites. Peut recevoir les prédisposés à la tuberculose et les tuberculeux confirmés constamment apyrétiques et avec bon état général.

AMÉLIE-LES-BAINS (Pyrénées-Orientales).

Altitude : 250 mètres ; climat doux, sec et régulier. Saison toute l'année. A la fois station thermale et station climatique.

Trente-neuf sources (température : 23° à 63°), sulfurées sodiques douces.

Rhumatismes et algies, lymphatisme, affections des voies respiratoires, tuberculose pulmonaire à l'exclusion des formes éréthiques et hémoptoïques.

AMPHION (Haute-Savoie).

Sur les bords du lac Léman, à 3 km. d'Evian.

Sources froides peu minéralisées ayant les mêmes indications que l'eau d'Evian. Une source bicarbonatée ferrugineuse.

ANDABRE (Aveyron).

Altitude : 430 mètres.

Eaux froides bicarbonatées sodiques (3 gr. par litre), gazeuses.

Dyspepsies, congestion hépatique, gravelle.

ANNAM (colonie française).

Il existe à Thac-Tru une eau hyperthermale sulfureuse faible, chlorurée calcique.

ARCHENA (Espagne, province de Murcie).

Une des villes d'eaux les plus fréquentées d'Espagne. Saisons du 1er avril au 30 juin et du 1er septembre au 31 octobre.

Eau très chaude (52°5) contenant, par litre, 2 gr.50 de chlorure de sodium et 0 gr. 005 d'hydrogène sulfuré.

Rhumatismes, névralgies, paralysies, dermatoses.

ARGELÈS-GAZOST (Hautes-Pyrénées).

Altitude : 450 mètres.

Eaux froides (15°), sulfurées, sodiques, chlorurées, bromo-iodurées, dégageant de l'hydrogène sulfuré.

Cure de boisson.

Eaux et climat sédatifs.

Indication : tous les états pathologiques dérivant du lymphatisme et les inflammations des muqueuses, affections gynécologiques, dermatoses, névroses, névrites, névralgies.

Institut de thérapeutique physique et clinique orthopédique.

AULUS (Ariège).

Eaux sulfatées calciques froides : diurétiques, purgatives ou laxatives, suivant la dose.

Goutte, gravelle, lithiase, obésité, dermatoses.

AUTEUIL (Paris).

Eaux sulfatées ferrugineuses froides. Il n'y a plus d'établissement. Vente en bouteilles dans Paris.

AVÈNE (Hérault).

Eau (27°) carbo-gazeuse, bicarbonatée calcique et magnésienne.

Maladies de la peau, scrofule, chlorose, affections utéro-ovariennes.

AX-LES-THERMES (Ariège).

Altitude : 750 mètres.

Eaux de 28° à 78°, contenant des sulfures, des hyposulfites, du soufre précipité, des carbonates et silicates alcalins et de la barégine. Abondant dégagement d'azote et de gaz rares ; radio-activité prononcée.

Bains, douches, boisson, pulvérisation, étuves, humage.

Spécialisation diathésique : rhumatisants et goutteux (en dehors des crises aiguës), scrofuleux, syphilitiques, enfants et adolescents dystrophiques, asthéniques infectés ou intoxiqués.

BADEN (Suisse, Argovie).

Eaux thermales (38° à 48°) sulfatées calciques et chlorurées.

Rhumatisme chronique, névrites périphériques, névralgies.

BAGNÈRES-DE-BIGORRE (Hautes-Pyrénées).

Altitude : 554 mètres ; climat de montagne tempéré.

Eaux sulfatées calciques, magnésiennes, arsenicales, radio-actives. Minéralisation totale = 2 gr. 6.

Une source froide, Labassère, faiblement sulfatée sodique, dans laquelle on a reconnu la présence de soufre à l'état colloïdal.

Indications : algies et toutes affections organiques douloureuses, dermatoses, bronchite chronique, rhumatisme chronique.

BAGNÈRES-DE-LUCHON (Haute-Garonne).
(Voir : Luchon.)

BAGNI DI LUCCA (Italie, Toscane).

Eaux thermales sulfatées sodiques et sulfatées calciques. Boues.

Cure interne et externe.

BAGNOLES-DE-L'ORNE (Orne).

Altitude : 225 mètres.

Source des fées : eau ferrugineuse froide (12°), non gazeuse. S'emploie en boisson.

Grande source : eau chaude (26°), gazeuse, très faiblement minéralisée $\Delta = -0°009$; radio-activité des gaz N = 0. 36. S'emploie en bains.

Indications : phlébites et périphlébites, varices ; troubles menstruels par inertie de l'appareil génital ; insuffisances endocriniennes.

BAGNOLS (Lozère).

Altitude : 860 mètres. Climat de montagne un peu rude.

Eaux sulfurées calciques chaudes (35° à 42°).

Indications : cardiopathies, insuffisance fonctionnelle cardiaque ; rhumatisme, affections chirurgicales osseuses ; lymphatisme ; dermatoses.

BAINS-LES-BAINS (Vosges).

Altitude : 400 mètres.

Eaux hyperthermales (34° à 51°), peu minéralisées (0 gr. 50 par litre), alcalines, sulfatées sodiques, silicatées, radio-actives.

Indications : troubles circulatoires, artério-sclérose au début ; manifestations rhumatismales douloureuses.

BALARUC (Hérault).

Eaux chlorurées sodiques chaudes (48°) et froides (19°-21°), contenant en outre de la magnésie, du cuivre, de la lithine et des bromures. Boues.

Paralysies récentes ou flasques, tuberculose osseuse, rhumatisme, affections utérines.

BALTATZESCI (Roumanie).

Chlorurées sodiques fortes, froides.

Traitements externes, inhalations.

BARBAZAN (Haute-Garonne).

Altitude : 450 mètres.

Eaux froides sulfatées calciques et magnésiennes. Minéralisation totale : 3 gr. 46 par litre.

Paludisme ; maladies du foie.

BARBOTAN-LES-THERMES (Gers).

Altitude : 110 mètres.

Eaux chaudes (36°), sulfurées sodiques, ferrugineuses, carbo-gazeuses et radio-actives ; boues végétales.

Arthrites chroniques, paralysies, suites de phlébites, névralgies.

BARÈGES ET BARZUN (Hautes-Pyrénées).

Altitude : 1.250 mètres. Climat de montagne.

Eaux thermales (20° à 45°), sulfurées sodiques (0 gr. 0408 de monosulfure de sodium par litre). Barégine.

Lymphatisme, rhumatisme articulaire chronique, syphilis, blessures de guerre, paralysie infantile, psoriasis.

BATH (Angleterre).

Altitude : 10 mètres.

Eaux thermales (43° à 48°), sulfatées calciques, radio-actives.

Goutte chronique, néphrites, névrites, débilité infantile.

BATTAGLIA (Italie, Vénétie).

Eaux hyperthermales (58° à 71°), ayant une minéralisation totale de 2 gr. 36, dont 1 gr. 57 de chlorure de sodium. Boues contenant de l'oxyde de fer, des carbonates terreux, des chlorures, des sulfates, de la silice. Etuve naturelle à 47° dans une grotte.

Indications : toutes les affections du système locomoteur. Exportation de boues.

BELLEVILLE (Paris).

Sulfurée, calcique froide, gazéifiée artificiellement, vendue comme eau de table.

BEX (Suisse, canton de Vaud).

Altitude : 426 mètres.

Eaux chlorurées sodiques froides ; minéralisation totale : 311 gr. par litre.

Une source chlorurée sulfurée froide.

Scrofule, affections gynécologiques, affections nerveuses.

BESANÇON (Doubs).
(Voir la Mouillère-Besançon.)

BIARRITZ (Basses-Pyrénées).

Station située au bord de la mer, au fond du golfe de Gascogne. Climat marin.

Saison toute l'année.

L'eau provient des sources de Briscous. Eau froide (14°), chlorurée sodique forte, contenant 308 gr. de sels minéraux par litre, dont 295 de chlorure de sodium, 2 gr. de chlorure de potassium, des sulfates, de la lithine, du brome et de l'iode. Débit : un million de litres par jour.

Traitement exclusivement externe : bains plus ou moins mitigés d'eau douce ; compresses et irrigations d'eau-mère sédative.

Indications : maladies des femmes, métrites, salpingites ; maladies des enfants, scrofule, rachitisme ; tuberculoses chirurgicales.

BILIN (Tchékoslovakie).

Altitude : 600 mètres.

Eaux froides bicarbonatées sodiques fortes, lithinées, sulfatées, gazeuses ; utilisées surtout comme eaux de table.

BIRMENSTORFF (Suisse).

Eaux froides, sulfatées sodiques et magnésiennes. Minéralisation totale : 29 gr.

Eaux purgatives, exportées.

BLED (Yougoslavie).

Station sulfureuse intéressante et station d'altitude (villégiature royale).

BORMIO (Italie, Lombardie).

Eaux thermales (37° à 41°) sulfatées, faiblement minéralisées. Boues naturelles (fango).

Affections rhumatismales, suites d'affections chirurgicales.

BOUKOVATCHNA VODA (Yougoslavie).

Altitude : 280 mètres.

Cinq sources froides bicarbonatées mixtes, ferrugineuses.

Bains, exportation.

LE BOULOU (Pyrénées-Orientales).

Saison toute l'année.

Eaux froides (16° à 19°), d'une minéralisation totale voisine de 5 gr. par litre : bicarbonates de soude, de chaux et de magnésie, chlorure de sodium, lithine, arsenic, cuivre, acide carbonique libre.

Paludisme, maladies du foie, dyspepsie, entérite des pays chauds, lithiase urinaire.

BOURBON-LANCY (Saône-et-Loire).

Altitude : 240 mètres.

Eaux thermales (48° à 58°), chlorurées sodiques faibles, bicarbonatées mixtes, iodurées, arsenicales, radio-actives. Minéralisation totale : 1 gr. 70. Débit gazeux important : azote, gaz rares, émanation du radium.

Indications : troubles fonctionnels cardiaques, endocardite récente, artério-sclérose au début, hypertension ; arthralgies et névralgies des rhumatisants et des goutteux ; névralgies pelviennes, dysménorrhée.

BOURBON-L'ARCHAMBAULT (Allier).

Altitude : 245 mètres.

Source thermale (53°), minéralisation totale 4 gr. par litre : chlorure de sodium, bicarbonates mixtes, bromure et fluorure, arsenic, lithine, cuivre, acide carbonique libre, azote et gaz rares radio-actifs.

Deux sources froides, l'une ferrugineuse, l'autre acidulée.

Indications : rhumatisme sous toutes les formes, rhumatisme noueux, paralysies (hémiplégies, paralysie infantile) ; séquelles de traumatismes ; lymphatisme.

BOURBONNE-LES-BAINS (Haute-Marne).

Altitude : 270 mètres.

Eaux hypertermales (65°), chlorurées complexes (7 gr. 33 de minéralisation par litre).

Indication : débilité, lymphatisme, goutte et rhumatisme chroniques ; séquelles de blessures, atrophie musculaire, paralysies périphériques.

LA BOURBOULE (Puy-de-Dôme).

Station d'altitude : 850 mètres (1.200 mètres sur le plateau de Charlanne).

Deux sources chaudes (60° et 47°) et deux sources froides, remarquables par leur teneur élevée en arsenic : 28 milligrammes d'arséniate de sodium par litre, 3 gr. de chlorure de sodium, 3 gr. de bicarbonate de soude. Les sources froides sont, en outre, ferrugineuses et fortement gazeuses. Radio-activité élevée : 1 milligr.-minute 78 après 4 jours pour l'eau, et 11 milligr.-minute 02 pour les gaz.

Boisson, inhalation d'eau brumifiée ; accessoirement bains et autres pratiques hydrothérapiques.

Indications : toutes les indications de l'arsenic. Lymphatisme, hypertrophie des ganglions, diabète, dermatoses, affections des muqueuses naso-pharyngiennes.

Contre-indication : tuberculose ouverte ou hémoptoïque, affections non compensées du cœur, lésions hépatiques graves.

BRIDES-LES-BAINS ET SALINS-MOUTIERS (Savoie).

Au point de vue thérapeutique, on ne saurait séparer les deux stations (distantes l'une de l'autre de 4 kilomètres) dont les cures sont généralement combinées, association rendue facile par des services de voitures et de tramways.

Brides-les-Bains. — Altitude : 570 mètres. Une source chaude (35°).

Minéralisation totale : 5 gr. 70, dont 1 gr. 16 de sulfate de soude, 0 gr. 53 de sulfate de magnésie, 1 gr. 70 de sulfate de chaux, 1 gr. 83 de chlorure de sodium, lithine, fer, arsenic. $\Delta = -0°245$.

Action cholagogue et laxative.

Buvette, Etablissement. Vente de sels et d'eau embouteillée, pour contribuer à entretenir les effets de la cure thermale. Stade de culture physique.

Indications : insuffisance fonctionnelle hépatique, quelle qu'en soit la manifestation ; pléthore abdominale ; constipation et entérite muco-membraneuse par insuffisance biliaire.

Salins-Moutiers. — Altitude : 490 mètres. Eaux chaudes (36° et 33°), d'un débit très abondant (3 millions 1/2 de litres en 24 heures), chlorurées sodiques (12 gr. 50 par litre), sulfatées calciques et magnésiennes, ferrugineuses, carbo-gazeuses. Richesse particulière en émanation du thorium.

Bains et piscines à eau courante, irrigations vaginales. Applications locales des dépôts de l'eau minérale, etc.

Indications : anémies, débilité infantile, scrofule, tuberculoses chirurgicales, séquelles d'affections utérines et péri-utérines.

Cure combinée de Brides-Salins. — Traitement de toutes les insuffisances endocriniennes, obésité.

BRIDGE-OF-ALLAN (Ecosse).

Eaux froides chlorurées sodiques et calciques, sulfatées calciques.

Troubles dyspeptiques, maladies du foie et des reins.

BUSSANG (Vosges).

Altitude : 670 mètres.

Eaux arsenicales, ferrugineuses, bicarbonatées sodiques et calciques.

Minéralisation totale : 1 gr. 55 par litre.

Anémie, chlorose, lymphatisme.

Station climatique en même temps qu'hydrominérale.

BUXTON (Angleterre, Derbyshire).

Altitude : 304 mètres.

Eaux tièdes (28°), chlorurées, bicarbonatées calciques, radio-actives.

Goutte et rhumatisme chroniques ; eczéma, psoriasis, suites hépatiques du paludisme.

CACIULATA (Roumanie).

Eaux chlorurées sulfurées sodiques, lithinées.

Exportation.

CADÉAC (Hautes-Pyrénées).

Altitude : 727 mètres.

Eaux froides, sulfureuses fortes (0 gr. 077 de sulfure de sodium).

Rhumatismes, scrofule, catarrhes bronchiques.

CALDAS-DE-CUNTIS (Espagne, province de Pontevedra).

Sources sulfurées sodiques fortes, de 22° à 57°.

Indications des eaux sulfureuses fortes.

CALDAS-DE-MONTBUY (Espagne, province de Barcelone).

Eaux chaudes (50° à 70°), faiblement minéralisées (1 gr. 23 de minéralisation totale, dont 0 gr. 90 de chlorure de sodium). Azote.

Rhumatismes articulaires et musculaires ; hémiplégie récente.

CALIMANESCI (Roumanie).

Eaux chaudes chlorurées sodiques sulfurées.

Affections rhumatismales, séquelles de traumatismes, lymphatisme.

CAMBO-LES-BAINS (Basses-Pyrénées).

Station thermale et climatique à 70 mètres d'altitude, à 20 kilomètres de l'Océan.

Eau (23°), sulfurée calcique (minéralisation, 2 gr.5), gazeuse (hydrogène sulfuré, azote, acide carbonique).

Eau ferrugineuse froide.

Affections des voies respiratoires ; dermatoses, rhumatisme chronique.

CAPVERN (Hautes-Pyrénées).

Altitude : 475 mètres.

Deux sources (24° et 19°) sulfatées bicarbonatées calciques et magnésiennes ; glairine.

Action diurétique en boisson, action sédative en bains.

Indications : lithiase rénale, lithiase hépatique, cystites, pyélites ; maladies par ralentissement de la nutrition, diabète, goutte, rhumatisme chronique.

CARABANA (Espagne).

Eaux froides sulfatées sodiques et magnésiennes, très minéralisées. Minéralisation totale : 106 gr.

Eau purgative exportée.

CARRATRACA (Espagne, province de Malaga).

Eau froide, faiblement minéralisée, sulfhydratée.

Scrofule, affections gynécologiques, névroses, dyspepsies.

CARAMANICO (Italie).

Altitude : 525 mètres.

Eaux sulfurées calciques (2 gr. 444 de minéralisation totale).

Indications des eaux sulfureuses.

CASTÉRA-VERDUZAN (Gers).

Altitude : 105 mètres.

Une source sulfureuse (23°8), une source ferrugineuse (22°) et une source sulfatée calcique et magnésienne (22°).

Indications : inflammations douloureuses de l'estomac et de l'intestin ; gravelle, catarrhe vésical, auto-intoxications ; anémies.

CAUTERETS (Hautes-Pyrénées).

Altitude : 935 mètres.

Nombreuses sources débitant, par jour, deux millions de litres ; eaux sulfurées stables (33º à 58º), eau chloro-sulfo-silicatée (36º), eau bicarbonatée sulfatée (16º), eaux hyposulfitées (32º à 36º), etc...

La teneur de l'eau en sulfure de sodium varie, suivant les sources, de 0 gr. 004 à 0 gr. 023. Métaux à l'état colloïdal. Azote et gaz rares. Barégine.

Cure interne et externe : bains, piscine à eau courante, pulvérisations, humage, douches nasales.

Indications : affections chroniques des voies respiratoires, catarrhe naso-pharyngien, catarrhe tubaire, amygdalites, laryngites, trachéo-bronchites chroniques ; manifestations arthritiques articulaires, respiratoires, cutanées, nerveuses, digestives, gynécologiques ; plaies anciennes et séquelles de blessures de guerre, syphilis.

CELLES (Ardèche).

Altitude : 270 mètres.

Eaux froides (13º à 25º), bicarbonatées sodiques et calciques, ferrugineuses.

Chlorose, anémie.

CESTONA (Espagne, province de Guipuzcoa).

Eaux chaudes (27º à 35º), chlorurées sulfatées sodiques et magnésiennes.

Maladies du foie et des intestins, constipation.

CHALLES-LES-EAUX (Savoie).

Altitude : 280 mètres.

Eau froide (10º) sulfureuse forte (0 gr. 58 de monosulfure par litre), faiblement iodurée et bromurée, fortement alcaline.

Indications des eaux sulfureuses très fortes : affections chroniques des voies respiratoires, syphilis, dermatoses rebelles.

Cures à la station et exportation des eaux.

CHAMONIX (Haute-Savoie).

Eau froide sulfurée calcique sulfhydriquée, peu utilisée ; Chamonix est surtout une station climatique.

CHARBONNIÈRES (Rhône).

Deux sources ferrugineuses.

Anémies, chlorose.

CHATEAUNEUF (Puy-de-Dôme).

Altitude : 380 mètres.

Eaux froides ou thermales (15° à 38°), bicarbonatées sodiques, ferrugineuses et lithinées, carbo-gazeuses.

Anémies, chlorose, arthritisme, troubles fonctionnels cardiaques.

CHATELDON (Puy-de-Dôme).

Altitude : 340 mètres.

Eaux froides bicarbonatées calciques, magnésiennes, sodiques et ferrugineuses.

Maladies du tube digestif.

CHATEL-GUYON (Puy-de-Dôme).

Altitude : 400 mètres.

Trente sources captées débitant plus de cinq millions de litres par vingt-quatre heures.

Eaux chaudes (26° à 38°), chlorurées sodiques (1 gr. 63) et magnésiennes (1 gr. 56), bicarbonatées calciques (2 gr. 17), carbo-gazeuses.

Cure de boisson, complétée par les pratiques hydrothérapiques.

Action régulatrice sur les fonctions intestinales, qu'il s'agisse de constipation ou de diarrhée, de spasme ou d'atonie.

Indications : toutes les insuffisances fonctionnelles motrices ou sécrétoires de l'intestin et de ses glandes annexes ; congestion hépatique ; maladies des pays chauds.

CHATENOIS (Haut-Rhin).

Eaux froides chlorurées sodiques sulfurées.
Affections articulaires chroniques, lymphatisme.

CHAUDESAIGUES (Cantal).

Eaux hyperthermales (82°), peu minéralisées (0 gr. 811 par litre), carbonatées sodiques et calciques chlorurées sodiques.
Rhumatismes de toutes sortes ; névroses.

CHAUDFONTAINE (Belgique).

Eaux chaudes (38° à 40°), oligo-métalliques.
Applications analogues à celles de Plombières.

CHELTENHAM (Angleterre, comté de Glocester).

Nombreuses sources froides, gazeuses, chlorurées sulfatées sodiques et magnésiennes.
Congestion hépatique, affections coloniales.

CIVITA-VECCHIA (Italie).

Eaux sulfureuses chaudes.
Affections articulaires et respiratoires.

COMORES (Colonie française).

L'île d'Anjouan possède des eaux bicarbonatées mixtes, ferrugineuses, principalement dans le cirque de Bambao-Mutoni, à 620 mètres d'altitude. Ces eaux sont utilisées par les colons dans le traitement des anémies palustres et tropicales.

CONTREXÉVILLE (Vosges).

Altitude : 350 mètres.
Nombreuses sources froides, dont la plus employée est la source du Pavillon : température, 11°5 ; minéralisation totale, 2 gr. 40 ; sulfate de calcium (1 gr. 56),

sulfate de magnésium (0 gr. 236), bicarbonate de calcium (0 gr. 40), sulfate de soude (0 gr. 03), lithine et fer. Radio-activité.

Action stimulante de la sécrétion biliaire, régulation des fonctions hépatiques, action diurétique.

Indications : gravelle, pyélite, cystite chronique, goutte, diabète, affections hépatiques, hypertension chez les intoxiqués et les surmenés.

COUZAN (Loire).

Eaux froides bicarbonatées sodiques légèrement ferrugineuses, employées surtout en boisson.

CRANSAC (Aveyron).

Altitude : 300 mètres.

Eaux froides siliceuses, sulfatées magnésiennes et calciques.

Étuves (32° à 48°) artificiellement creusées dans le flanc de la montagne.

CUSSET (Allier).

Eau bicarbonatée sodique froide gazeuse.

Indications des eaux alcalines du type Vichy.

DAROUVAR (Yougoslavie, Slavonie).

Eaux chaudes (52°), sulfatées, ferrugineuses, carbo-gazeuses.

Boues renfermant 1 gr. 69 de fer.

DAX (Landes).

Altitude : 12 mètres. Climat tempéré. Saison toute l'année.

Sources nombreuses et abondantes (5 millions de litres en 24 heures) ; eaux hyperthermales (60° à 64°), faiblement minéralisées (1 gr. 024 par litre), sulfatées mixtes, fortement radio-actives.

Boues végéto-minérales radio-actives.

Eaux salées et eaux-mères chlorurées sodiques, venant des salines de Saint-Pandelon.

Boisson, bains, étuves, applications de boues.

Indications : toutes les affections du système locomoteur ayant pour origine le rhumatisme, la goutte, les traumatismes.

DECIZE (Nièvre).

Eaux froides sulfatées bicarbonatées chlorurées (source Saint-Aré).

Constipation, dyspepsie gastro-intestinale.

DESAIGUES (Ardèche).

Eau bicarbonatée sodique (4 gr. par litre).

Dyspepsie, atonie intestinale.

DIVONNE-LES-BAINS (Ain).

Altitude : 519 mètres. Etablissement ouvert toute l'année.

Eau froide, température : 6°5, sans minéralisation spéciale. Hydrothérapie pratiquée sous la surveillance constante des médecins ou par eux-mêmes. Traitements adjuvants : isolément, massage, électrothérapie, gymnastique.

Indications : Divonne constitue moins une station thermale qu'un grand sanatorium où l'on traite les maladies nerveuses et de la nutrition : états psychasthéniques et neurasthéniques, surmenage.

DOBRNA (Yougoslavie, province de Celj).

Eaux chaudes (36°5), oligométalliques ; une source ferrugineuse.

Altitude : 273 mètres.

Association des méthodes parathermales.

DOLAINCOURT (Vosges).

Près de Neufchâteau. Eaux chlorobicarbonatées sulfurées sodiques (embouteillage).

DORNA (Roumanie).

Eaux bicarbonatées arsenicales, ferrugineuses.

Utilisation analogue à celle des eaux de la Bourboule.

DROITWICH (Angleterre, Worcester).

Eaux chlorurées sodiques fortes (307 gr. par litre), radio-actives.

Rhumatismes, dermatoses, congestion des organes pelviens.

EAUX-BONNES (Basses-Pyrénées).

Altitude : 760 mètres.

Eaux sulfurées sodiques et calciques chaudes (35°, 23°) et froides (13°), très radio-actives, particulièrement riches en métaux variés.

Indications : anémies, lymphatisme, neurasthénie, inflammations chroniques de la muqueuse des voies respiratoires, blessures de guerre.

EAUX-CHAUDES (Basses-Pyrénées).

Altitude : 675 mètres.

Eaux thermales (24° à 36°), sulfurées sodiques, calcaires et silicatées.

Indications : affections gynécologiques, métrites, troubles de la ménopause, stérilité, catarrhe bronchique.

ECHTERNACH (Luxembourg).

Eaux analogues à celles de Vittel et de Contrexéville.

ENGHIEN (Seine-et-Oise).

Eaux froides (10° à 14°), sulfurées calciques, gazeuses (acide sulfhydrique libre, acide carbonique, azote).

Indications : maladies des voies respiratoires, dermatoses anciennes, cystites, métrites, rhumatisme chronique, syphilis.

EPSOM (Angleterre).

Eaux purgatives : 9 gr. de sulfate de magnésie (sel d'Epsom) par litre.

LES ESCALDES (Pyrénées-Orientales).

Altitude : 1.350 mètres.

Eaux chaudes (33° à 36°), sulfurées sodiques.

Bains et douches, buvette. Sanatorium (tuberculose pulmonaire).

Rhumatisme et affections articulaires.

EUGÉNIE-LES-BAINS (Landes).

Eaux froides (16° à 20°), sulfatées calciques.

Action diurétique, laxative et sédative.

EUZET-LES-BAINS (Gard).

Eaux froides (12°), sulfatées calciques, sulfhydriquées, magnésiennes et bitumineuses.

Catarrhe des voies respiratoires, gravelle, lithiase biliaire.

EVAUX-LES-BAINS (Creuse).

Altitude : 460 mètres.

Eaux thermales et hyperthermales (14° à 60°), faiblement minéralisées (1 gr. 70 par litre), sulfatées sodiques, bicarbonatées, chlorurées, gazeuses, radioactives.

Indications : goutte, arthritisme, névralgies, névrites, paralysies, congestion utérine et séquelles d'affections gynécologiques, algies abdominales, dermatoses.

EVIAN (Haute-Savoie).

Altitude : de 375 à 500 mètres sur la rive française du Lac Léman.

Eau froide (11°), non gazeuse, ne possédant qu'une faible minéralisation qui, en majeure partie composée de carbonates alcalins, ne dépasse pas 0 gr. 50 par litre.

Eau diurétique, appropriée à la cure de lavage et de désintoxication de l'organisme par la voie rénale.

Etablissement moderne très important. Embouteillage. Hôtels de régime.

Indications : Neuro-arthritisme, goutte, gravelle, uricémie, lithiase biliaire, artério-sclérose, suppurations urinaires.

LE FAYET.

Localité située au-dessous de Saint-Gervais et où se trouvent les sources et l'établissement.

FIDERIS (Suisse, canton des Grisons).

Altitude : 1.056 mètres.

Eau acidulée, gazeuse, ferrugineuse ; températ. : 9°.

Anémies, éréthisme cardiaque, troubles fonctionnels de l'utérus chez les anémiques.

FITERO (Espagne, province de Navarre).

Eaux chaudes (48°), faiblement minéralisées.

Rhumatismes chroniques, sciatique, suites de traumatismes.

FORBACH (Moselle).

Eaux froides chlorurées sodiques (5 gr. 42) et sulfureuses.

FORGES-LES-EAUX (Seine-Inférieure).

Altitude : 175 mètres.

Eaux froides faiblement minéralisées, mais riches en fer (0 gr. 022 à 0 gr. 098) et en manganèse à l'état colloïdal.

Indications : anémies de toutes sortes et toutes leurs manifestations.

N.-B. — Forges-sur-Briis (Seine-et-Oise), appelée quelquefois Forges-les-Bains, en raison de ses eaux froides oligo-métalliques, n'est plus utilisée que comme villégiature d'été pour les Parisiens.

LA-FOU (Pyrénées-Orientales).

Eaux (14° à 28°), sulfatées calciques et magnésiennes, silicatées, très radio-actives.

Entérites, dyspepsie, affections cardio-vasculaires.

FRANTISKOVY LAZNÉ (Franzensbad) (Tchékoslovakie).

Altitude : 613 mètres.

Eaux froides (8 à 12°), chloro-bicarbonatées, sulfatées, ferrugineuses, très carbo-gazeuses. Boues.

Eaux utilisées comme toniques et laxatives, et exportées.

FUENTE-PODRIDA (Espagne, province de Valence).

Eaux froides, sulfureuses, utilisées surtout en cure externe contre le rhumatisme chronique et les dermatoses.

LES FUMADES (Gard).

Altitude : 130 mètres.

Eaux froides (8° à 13°), sulfatées calciques, sulfhydriquées et bitumineuses.

Maladies des voies respiratoires.

GAMARDE (Landes).

Eaux froides (15°), sulfurées calciques.

Indications générales des eaux sulfureuses.

GÉRARDMER (Vosges).

Altitude : 666 mètres, au bord d'un lac.

Eaux banales utilisées sous forme d'hydrothérapie simple.

Station climatique d'été et d'hiver. Sports de montagne.

GRÉOUX-LES-BAINS (Basses-Alpes).

Altitude : 340 mètres.

Eaux thermales (36°), sulfurées calciques, chlorurées, bromo-iodurées.

Rhumatismes ; lésions traumatiques des os et des articulations, affections de la gorge et des bronches.

GUADELOUPE (Colonie française).

La Guadeloupe possède de nombreuses sources thermales.

Eaux sulfureuses : Bains chauds du Matouba, à 1.050 mètres d'altitude (54°). Sources du Galion et du Carbet (37° à 90°). Sources Saint-Charles (24°). Sofaïa (31°).

Eaux salines faibles : Bain du Curé (41°). Source de Bouillante (40°). Eaux de Dolé (33°). Eaux et boues du Lamentin (34°).

Eaux salines fortes : Eau de la Fontaine bouillante à la lame (100°). Eau du Palétuvier (70°).

Eaux salines fortes avec dépôt ferrugineux : Bains jaunes (35°), à 880 mètres d'altitude.

GUAGNO (Corse).

Altitude : 430 mètres.

Eaux chaudes (38° à 52°), sulfurées sodiques et hyposulfitées.

Dermatoses, névralgies, rhumatismes, plaies de guerre, affections des muqueuses respiratoires.

GUILLON (Doubs).

Altitude : 350 mètres.

Une source sulfurée calcique froide ; une source ferrugineuse.

Affection des muqueuses respiratoires et digestives, eczéma, scrofule, suites de traumatismes.

GURNIGEL (Suisse, canton de Berne).

Altitude : 1.155 mètres. Climat de montagne.

Eaux froides sulfatées sulfurées calciques, carbo-gazeuses, sulfhydriquées.

Indications générales des eaux sulfureuses.

GUYANE (colonie française).

Sources de Sinnamary et de Baduel, carbonatées chlorurées calciques, ferrugineuses.

HARROGATE (Angleterre, près de Londres).

Altitude : 55 mètres.

Sources nombreuses et variées formant trois groupes : les chlorurées sulfureuses, les magnésiennes et les ferrugineuses. Emploi en boisson et en cure externe.

Indications : goutte, dermatoses chroniques, rhumatisme, névralgies, maladies tropicales.

HÉLOUAN (Egypte).

Station près du Caire ; eaux thermales sulfureuses.

HEUCHELOUP (Vosges).

Près de la gare d'Hymont-Mattaincourt. Eaux analogues aux eaux de Vittel, Contrexéville et Martigny. Embouteillage.

HEUSTRICH (Suisse, canton de Berne).

Altitude : 640 mètres.

Eau sulfureuse alcaline froide.

Coryza, pharyngite, bronchite chronique, affections gastriques.

ILIDZA (Yougoslavie, Bosnie).

Eaux sulfatées chlorurées bicarbonatées calciques. Température : 57°.

Installations modernes très complètes.

ISCHIA (Italie, province de Naples).

Sources chaudes (39° à 95°), bicarbonatées chlorurées sulfatées, carbo-gazeuses.

Rhumatisme, goutte ; scrofule ; tabès ; dermatoses.

KARLOVY VARY (Karlsbad) (Tchékoslovakie).

Altitude : 374 mètres.

Eaux chaudes 31 à 73°, sulfatées chloro-bicarbonatées sodiques.

Utilisation à la station et exportation d'eaux et de sels.

KORBOUS (Tunisie).

Au bord de la mer, dans le golfe de Tunis.

Eaux chaudes (44° à 60°), chlorurées sodiques (6 gr. 80), sulfatées calciques (2 gr. 25), bicarbonatées (1 gr. 50), ferrugineuses et arsenicales.

Indications : toutes les formes de rhumatismes chroniques ; scrofule, tuberculose osseuse ; affections utéro-ovariennes.

KOVILYATCHA (Yougoslavie).

Eaux tièdes sulfureuses sodiques, ferrugineuses, radio-actives. Bains et applications de boues.

Station très fréquentée avant la guerre, détruite par les Austro-Allemands, a été reconstituée entièrement.

LA BASSÈRE.
(Voir Bagnères-de-Bigorre.)

LA BAUCHE (Savoie).

Eaux froides (12°), bicarbonatées calciques et ferrugineuses.

Chloro-anémie.

LACAUSSE (Tarn).

Altitude : 850 mètres.

Sources froides ferrugineuses.

Chloro-anémie.

LA MALOU (Hérault).

Altitude : 200 mètres.

Trois groupes de sources (26° à 51°), d'une minéralisation allant de 1 gr. 50 à 3 grammes : bicarbonates de soude, de chaux et de magnésie, fer, arsenic, cuivre, manganèse, strontium. Radio-activité prononcée.

Indications : affections médullaires, paralysies, névralgies et névrites, névroses, asthénie.

LANEUVEVILLE-AUX-BOIS (Meurthe-et-Moselle).

Source sulfatée sodico-magnésienne, dite La Laxière, située à 15 km. de Lunéville. Embouteillage.

LAVEY (Suisse, canton du Valais).

Altitude : 433 mètres.

Eaux chaudes chloro-sulfatées sodiques, sulfhydriquées, peu minéralisées.

Rhumatismes, scrofule, rachitisme.

LEAMINGTON (Angleterre, Warwicshire).

Eaux froides ou tièdes chlorurées sulfatées sodiques, calciques et magnésiennes ; une source sulfureuse.

Action purgative, avec stimulation nerveuse et circulatoire.

Indications : débilité, lymphatisme, paludisme, intoxications.

LA LÉCHÈRE (Savoie).

Altitude : 420 mètres.

Eaux thermales (55° à 62°) radio-actives. Minéralisation totale (2 gr. 50), sulfate de chaux, de soude, de magnésie, chlorure de sodium.

Algies et névroses ; dermatoses chroniques ; rhumatisme.

En dehors de la saison, les eaux sont utilisées pour le chauffage de serres (forçage de fleurs et légumes).

LEDESMA (Espagne, province de Salamanque).

Altitude : 720 mètres.

Eaux sulfurées sodiques chaudes (27° à 52°).

Dermatoses, rhumatismes, paralysies, affections catarrhales.

LA LENK (Suisse, canton de Berne).

Altitude : 1.105 mètres.

Eaux sulfatées calciques, fortement sulfhydriquées (44,5 d'hydrogène sulfuré libre par litre). Une source sulfatée carbonatée calcique et ferrugineuse.

Indications : catarrhes des voies respiratoires ; dermatoses, scrofule.

LÈS (Espagne, Val d'Aran).

Altitude : 635 mètres.

Eaux sulfurées sodiques (0 gr. 009 à 0 gr. 015), chaudes ou froides.

Affections des voies respiratoires, dermatoses, rhumatismes.

LEVICO (Italie, Trentin).

Altitude : 530 mètres.

Eaux ferrugineuses et arsenicales. Boues.

Chloro-anémie, maladies nerveuses, lymphatisme, dermatoses.

LIPIK OU LIPPIK (Yougoslavie, Slavonie).

Altitude : 102 mètres.

Eaux chaudes (31 à 64°) bicarbonatées chlorurées, iodo-sodiques, carbo-gazeuses.

Installations modernes. Station fréquentée surtout par les rhumatisants, les dyspeptiques, les hépatiques. Exportation.

LLANDRINDOD WELLS (Angleterre, Pays de Galles).

Eaux chlorurées sulfatées ferrugineuses, sulfhydriquées, radio-actives.

Maladies de la nutrition, débilité, anémie, intoxications.

LLANWRTYD WELLS (Angleterre, pays de Galles).

Eaux chlorurées mixtes, sulfatées, carbonatées, siliceuses, avec 35 centimètres cubes d'hydrogène sulfuré par litre.

Goutte, lithiase, dermatoses.

LOÈCHE (Espagne).

Eaux purgatives exportées (sulfatées sodiques et magnésiennes fortes).

Le même nom est parfois donné à Louèche (Suisse), voir ci-dessous.

LONS-LE-SAUNIER (Jura).

Altitude : 257 mètres.

Eaux froides, ayant une minéralisation totale de 17 gr. 50, dont 10 grammes de chlorure de sodium. Eaux-mères fortement minéralisées (313 gr.).

Lymphatisme, tuberculose osseuse, affections gynécologiques.

LOUÈCHE-LES-BAINS (Suisse, canton du Valais).

Altitude : 1.411 mètres.

Eaux thermales (29° à 52°) sulfatées calciques, peu minéralisées.

Maladies de la peau (eczéma chronique sec, psoriasis, prurigo) ; rhumatisme chronique, affections chirurgicales.

Parmi les installations : Piscines collectives célèbres, mais souvent critiquées.

LUCHON (Haute-Garonne).

Altitude : 630 mètres.

Soixante sources, dont quarante sont captées : elles présentent une température de 22° à 66°, et une sulfuration de 1 à 9 centigrammes par litre.

Eaux sulfhydratées sulfurées sodiques, radio-actives (Source Lepape, 41,5 millimicrocuries à l'émergence). Les eaux, limpides aux griffons, deviennent jaunes-verdâtres par formation de polysulfures ; certaines deviennent laiteuses (blanchiment) par précipitation du soufre. Etablissements très importants.

Indications : affections cutanées, séborrhée, eczéma humide ; maladies chroniques des voies respiratoires, coryza, pharyngite, laryngite, bronchite ; catarrhe tubo-tympanique ; syphilis ; rhumatisme chronique ; affections gynécologiques.

Station climatique à Superbagnères (1.800 mètres d'altitude).

LUCQUES (Italie).

Altitude : 119 mètres.

Eaux chaudes : 39 et 54°. Sulfatées calciques fortes et magnésiennes faibles.

LUXEUIL (Haute-Saône).

Altitude : 350 mètres.

Sources salines chaudes (36° à 52°), d'une minéralisation totale allant de 1 à 2 grammes par litre (chlorures, carbonate de soude, de chaux, de lithine, sulfate de soude, arsenic, fer et manganèse). Radio-activité notable.

Sources ferrugineuses (27° à 29°) riches en fer et en manganèse.

Action sédative, décongestionnante et tonique.

Indications : affections gynécologiques, aménorrhée, stérilité et accessoirement mêmes indications que Plombières.

MADAGASCAR (Colonie française).

Antsirabé : Station climatique et hydrominérale à 1.500 mètres d'altitude. Eaux bicarbonatées, chlorurées et lithinées, radio-actives.

Indications : rhumatismes, anémies tropicales, paludisme.

Belafo : Eau bicarbonatée, chlorurée et sulfatée sodique. Température : 52°.

Ramainandro : Source froide, bicarbonatée sodique.

Masoudrary : Eau thermale (39°) légèrement sulfureuse.

Rassomafana : Très sulfureuse, 45°.

Vohidravina : Employée dans les affections cutanées et rhumatismales. Température : 30°.

Mainlindrano : Sulfureuse.

MARIANSKÉ LAZNÉ (Marienbad) (Tchékoslovakie).

Altitude : 640 mètres.

Eaux froides de divers types : chloro-bicarbonatées sodiques sulfatées ; bicarbonatées sodiques ou calciques ; ferrugineuses ; oligo-métalliques.

MARLIOZ (Savoie).

Station située à 2 kilomètres du centre d'Aix-les-Bains.

Eau froide (14°) sulfurée sodique.

Catarrhes chroniques des voies respiratoires.

MARTIGNY-LES-BAINS (Vosges).

Altitude : 400 mètres.

Eaux froides (10°), sulfatées calciques, lithinées, magnésiennes, silicatées. Minéralisation totale : 2 gr. 34.

Indications : uricémie, gravelle, goutte, maladies du foie.

MARTINIQUE (Colonie française).

Source Absalon : Eau thermale (37°) gazeuse, faiblement minéralisée, bicarbonatée mixte et ferrugineuse.

Paludisme, affections gastro-intestinales, dermatoses.

Source Didier : De composition analogue à la précédente. Température : 30°5.

Source du Prêcheur (près de Saint-Pierre) : Même composition. Station détruite par l'éruption volcanique du 8 mai 1902.

Source de la Noulle : Eau ferrugineuse (33°).

Anémies climatiques et palustres.

Sources du Lareinty : Eaux thermales (47°), chlorurées sodiques fortes, bicarbonatées calciques. Région insalubre. Etablissement thermal rudimentaire.

Source de la Frégate : Chlorurée sodique, inexploitée.

MATLOCK (Angleterre, comté de Derby).

Altitude : 300 mètres.

Eaux bicarbonatées sulfatées magnésiennes, chlorurées sodiques, gazeuses.

Rhumatismes, maladies nerveuses fonctionnelles, cardiopathies.

MIERS (Lot).

Eaux froides sulfatées sodiques.

Constipation, congestion hépatique, gravelle rénale.

MLADENOVATCHKI SELTERS (Yougoslavie).

Eaux chaudes (32°5) bicarbonatées sodiques fortes (minéralisation 9 à 10 gr.), carbo-gazeuses.

Utilisées à la fois comme Vichy et comme Royat.

MOLITG (Pyrénées-Orientales).

Altitude : 450 mètres.

Eaux chaudes (20° à 38°) sulfurées sodiques. Glairine.

Dermatoses ; catarrhes des muqueuses.

MONDORF (Luxembourg).

Altitude : 205 mètres.

Eau chlorurée sodique et sulfatée calcique, radio-active. Minéralisation totale : 13 grammes. Température : 25°.

Indications générales des eaux salées.

MONFALCONE (Italie, Vénétie).

Eaux thermales (48°) chlorurées. Boues salées ferrugineuses. Lymphatisme, affections gynécologiques.

LE MONT-DORE (Puy-de-Dôme).

Altitude : 1.050 mètres. Station hydrominérale d'altitude.

Eaux thermales (38 à 46°), faiblement minéralisées (2 à 3 grammes par litre), siliceuses, bicarbonatées, ferrugineuses, arsenicales, carbo-gazeuses.

Cure de boisson, salles d'inhalations, bains et demi-bains hyperthermaux à eau courante, douches nasales gazeuses.

Indications : asthme, reliquats de pneumonies, rhino-pharyngites, coryzas spasmodiques, trachéo-bronchites des enfants, et en général toutes les affections des voies respiratoires à formes spasmodiques et congestives.

Contre-indications : lésions cardiaques mal compensées, tuberculose pulmonaire évolutive, affections confirmées du foie et des reins.

MONTECATINI (Italie, Toscane).

Eaux froides ou tièdes, chlorurées sodiques (5 à 22 grammes), sulfatées sodiques.

Maladies des voies digestives, pléthore abdominale, scrofule, rhumatisme.

MONTEMAJOR (Espagne, province de Cacérès).

Altitude : 750 mètres.

Eaux faiblement minéralisées, température : 30° à 42°, sulfureuses, lithinées et silicatées.

Rhumatismes, dermatoses, catarrhe des voies respiratoires.

MONTMIRAIL (Vaucluse).

Source sulfatée sodique et magnésienne purgative ; source sulfureuse froide ; source ferrugineuse.

Indications des eaux purgatives, sulfureuses et ferrugineuses.

MONTROND (Loire).

Source artésienne bicarbonatée sodique forte (4 gr. 50), légèrement ferrugineuse, carbo-gazeuse. Température : 26°.

Indications générales des eaux du type Vichy. Exportation.

MORSBRONN (Bas-Rhin).

Eaux chaudes (41°5) faiblement chlorurées sodiques (1 gr. 65 par litre).

Action stimulante.

LA MOTTE-LES-BAINS (Isère).

Altitude : 630 mètres.

Eaux hyperthermales (61°). Minéralisation totale : 5 gr. 60 par litre (3 gr. 07 de chlorure de sodium, 0 gr. 16 de chlorure de magnésium ; 1 gr. 67 de sulfate de calcium).

Affections gynécologiques, arthropathies chroniques, scrofule.

LA MOUILLÈRE-BESANÇON (Doubs).

Altitude : 260 mètres.

L'eau provient par des canalisations de la source saline de Miscrey, à 5 kilomètres.

Eaux froides (11°) chlorurées sodiques fortes. Minéralisation : 298 grammes par litre, dont 291 gr. de chlorures, bromures et iodures. Eaux-mères riches en bromures.

Indications : scrofule, lymphatisme, affections gynécologiques, ostéites et arthrites chroniques.

NANCY-THERMAL (Meurthe-et-Moselle).

Source artésienne thermale (36°), très abondante.

Eaux faiblement minéralisées (1 gr. 41), chlorurées sodiques, calciques et magnésiennes, lithinées et bromurées. Radio-activité : 0,12 milligramme-minute.

Action sédative.

Arthritisme sous toutes ses formes ; suites de blessures et de traumatismes.

NÉRIS-LES-BAINS (Allier).

Altitude : 355 mètres.

Eaux hyperthermales (53°), faiblement minéralisées (1 gr. 26 par litre), contenant des carbonates de baryte, de plomb et de cuivre, des fluosilicates et des fluoborates alcalins associés à de la lithine. Radio-activité. Conferves.

Action sédative.

Indications : maladies du système nerveux, en particulier les névralgies et les névrites périphériques ; rhumatismes ; maladies des femmes ; dermatoses.

LE NEUBOURG (Eure).

Source Sanson : Eau froide faiblement minéralisée, contenant, par litre, 21 centimètres cubes d'un mélange à parties égales d'azote et d'oxygène.

Indications : maladies par ralentissement de la nutrition, diabète, obésité.

NEYRAC (Ardèche).

Eaux bicarbonatées calciques et sodiques, ferrugineuses, carbo-gazeuses.

Rhumatismes, dermatoses, névroses, anémies.

NIEDERBRONN (Bas-Rhin).

Eaux froides (18°) ferro-salines, chloro-bromurées, bicarbonatées. Minéralisation : 4 gr. 6.

Maladies du tube digestif ; scrofule ; affections gynécologiques ; pléthore abdominale.

NITCHKA BAGNA (Yougoslavie).

Eau chaude (37°5) oligo-métallique très radio-active (9,69).

Située à côté de la ville de Nitch.

NOCERA-UMBRA (Italie).

Altitude : 600 mètres.

Eaux froides bicarbonatées calciques.

Surtout utilisée comme eau de table (exportation).

NOUVELLE-CALÉDONIE (Colonie française).

Dans la grande baie du sud se trouvent (d'après le Médecin principal Abbatucci) des sources minérales dont les plus importantes sont la source Taillotte et la source Louvet. La première est à la température de 40° et débite 8.000 litres par 24 heures ; la seconde est plus abondante : 26.000 litres à la température de 36°. Leur émission s'accompagne d'un dégagement de gaz : hydrogène protocarboné et sulfuré, azote, oxygène et acide carbonique. Ce sont des eaux alcalines et silicatées, légèrement chargées en soufre, fer et phosphates, avec des traces de lithine et d'arsenic.

OLETTE (Pyrénées-Orientales).

Altitude : 750 mètres.

Eaux sulfurées sodiques chaudes (27° à 78°), faiblement minéralisées.

Voies respiratoires, rhumatismes, goutte, dermatoses.

OREZZA (Corse).

Eaux ferrugineuses, manganésiennes, acidulées, gazeuses. Température : 11º à 15º.

Utilisées en boisson. Chlorose, anémie, paludisme.

PALITCH (Yougoslavie).

Sources surtout bicarbonatées, de 18 à 31º5, au bord du lac de Palitch.

PANTICOSA (Espagne, province de Huesca).

Altitude : 1.636 mètres.

Eaux (25º à 30º) sulfhydriquées, silicatées, riches en azote. Tuberculose pulmonaire, catarrhes des voies respiratoires.

PASSUGG (Suisse, canton des Grisons).

Altitude : 829 mètres.

Eaux froides (6º à 8º), bicarbonatées sodiques, carbo-gazeuses. Minéralisation : 6 à 8 grammes. Une source ferrugineuse, bicarbonatée calcique et gazeuse.

Indications des eaux alcalines et des eaux ferrugineuses.

PFÆFFERS (Suisse, canton de Saint-Gall).

Altitude : 683 mètres.

Eaux thermales faiblement minéralisées (amenées à Ragatz par une canalisation).

Rhumatismes, névroses.

PIERREFONDS (Oise).

Une source ferrugineuse froide ; une source sulfurée calcique froide. Dermatoses, affections chroniques des voies respiratoires, anémies.

PIETRAPOLA (Corse).

Altitude : 115 mètres.

Eaux chaudes (53º à 55º), sulfurées sodiques, silicatées. Glairine. Boues sulfureuses arsenicales.

Indications des eaux sulfureuses.

PISTANY (Pœsten) (Tchékoslovakie).

Eaux et boues sulfureuses.

PLOMBIÈRES (Vosges).

Altitude : 456 mètres.

Vingt-sept sources chaudes (40° à 74°) et tempérées (13° à 40°), peu minéralisées (0 gr. 13 à 0 gr. 30 par litre) donc très hypotoniques, alcalines, sulfatées, silicatées sodiques, arsenicales, carbo-gazeuses, fortement radio-actives.

Eaux sédatives du système nerveux et régulatrices des fonctions gastro-intestinales.

Surtout applications externes : Bains, douches, douches intestinales, douches vaginales, étuves, inhalations ; accessoirement : boisson. Etuves romaines remarquables et très précieuses.

Indications : toutes les affections intestinales se rattachant à un trouble fonctionnel du sympathique abdominal, entérites spasmodiques, dyspepsie hypersténique ; rhumatismes chroniques ; affections gynécologiques douloureuses ; névralgies, névrites ; dermatoses prurigineuses.

PODÈBRADY (Tchékoslovakie).

Eau bicarbonatée sodique. Bains carbo-gazeux.

PORRETTA (Italie, province de Bologne).

Altitude : 370 mètres.

Eaux thermales (33° à 39°), chlorurées sodiques (8 gr.), iodo-bromurées, contenant de l'hydrogène sulfuré et du carbure d'hydrogène.

Congestion hépatique, pléthore abdominale ; rhumatisme ; dermatoses ; voies respiratoires.

POUGUES-LES-EAUX (Nièvre).

Altitude : 200 mètres.

Eaux froides, bicarbonatées mixtes, ferrugineuses, magnésiennes et lithinées. Quatre sources exploitées, différant les unes des autres par leur teneur en chaux, en soude et en fer.

Indications : dyspepsies, surtout du type hyposténique, lithiase biliaire, anémie et chlorose ; récalcification des tuberculeux au début.

POUZZOLES (Italie, province de Naples).

Eaux thermales et hyperthermales (40° à 61°), chlorurées bicarbonatées sodiques. Etuves naturelles alimentées par des fumerolles.

Rhumatisme chronique.

PRÉCHACQ-LES-BAINS (Landes).

Eaux hyperthermales (60°) sulfatées calciques. Boues végéto-minérales. Une source sulfureuse froide.

Rhumatisme chronique, sciatique, affections gynécologiques.

PRÉ-SAINT-DIDIER (Italie, Piémont).

Eau thermale (35°) faiblement minéralisée, arsenicale et ferrugineuse.

Anémie, chlorose, dermatoses, affections gynécologiques.

LA PRESTE (Pyrénées-Orientales).

Altitude : 1.118 mètres.

Eaux thermales (44°), sulfurées sodiques, riches en soufre fixe.

Maladies de l'appareil génito-urinaire, gravelle, pyélo-néphrites, cystite, névroses urinaires, métrites, salpingites.

N. B. Ne pas confondre avec les eaux sulfurées calciques de Le Presle (Suisse).

PUZZICHELLO (Corse).

Eaux froides sulfurées calciques, riches en hydrogène sulfuré libre.

Maladies des voies respiratoires, goutte, rhumatisme, dermatoses.

RADENTZI (Yougoslavie, Slovénie).

Altitude : 208 mètres.
Eaux froides bicarbonatées sodiques, lithinées, carbo-gazeuses.
Utilisation : Comme les sources froides de Vichy.

RAGATZ (Suisse, canton de Saint-Gall).

Altitude : 520 mètres.
Eaux (venant de Pfœfers) chaudes, carbonatées calciques, faiblement minéralisées.
Action toni-sédative.
Névroses, rhumatisme, affections cardiaques, convalescences.

RECOARO (Italie, province de Vicence).

Altitude : 460 mètres.
Eaux froides ferrugineuses carbo-gazeuses.
Anémies, paludisme.

RENAISON (Loire).

Eau froide (14°) bicarbonatée mixte (1 gr. 50) gazeuse. Eau de table.

RENLAIGUE (Puy-de-Dôme).

Eau-gazeuse bicarbonatée ferrugineuse, Eau de table.

RENNES (Aude).

Altitude : 320 mètres.
Sources thermales (39° à 46°) peu minéralisées ; sources ferrugineuses contenant du sulfate d'alumine et de l'acide sulfurique libre ; sources chlorurées sodiques (2 gr. par litre). Rhumatisme et scrofule.

RÉUNION (Colonie française).

Malfatte. Altitude : 682 mètres. Eaux chaudes (31°) sulfureuses, analogues aux eaux de Saint-Sauveur.
Salazie. Altitude : 872 mètres. Eaux chaudes (33°) bicarbonatées mixtes.

Cilaos. Altitude : 1.114 mètres. Eau thermale (38°) bicarbonatée. Rhumatisme chronique, goutte, diabète, anémies tropicales.

Sources ferrugineuses froides à Saint-Gilles et à Saint-François.

RHEINFELDEN (Suisse, canton d'Argovie).

Altitude : 270 mètres.

Eaux chlorurées sodiques fortes. Minéralisation : 318 grammes, dont 311 gr. de chlorure de sodium.

Scrofule, tuberculoses chirurgicales, affections chroniques des organes pelviens.

RIBARI (Ribarska bagna, Yougoslavie).

Eaux chaudes (38°5) légèrement sulfureuses radio-actives. Belle villégiature.

Indications : Rhumatisme articulaire et musculaire, eczéma, psoriasis, etc.

RIBEAUVILLÉ (Haut-Rhin).

Eaux bicarbonatées calciques et magnésiennes, température : 18°.

Utilisation sur place et exportation.

RIMSKETOPLICE (Yougoslavie).
(Voir Toplice).

ROCHEMAURE (Ardèche).

Eaux froides peu minéralisées, diurétiques, employées surtout comme eaux de table.

LA ROCHE-POSAY (Vienne).

Altitude : 75 mètres.

Eaux froides (10°) radio-actives, faiblement minéralisées (0 gr. 59 par litre), bicarbonatées calciques, silicatées, contenant du sélénium.

Indications : eczéma sous toutes ses formes ; goutte, lithiase rénale, lithiase biliaire, diabète. Vomissements gravidiques.

ROITCH ou ROGATCHKA SLATINA (Yougoslavie).

Altitude : 228 mètres.

Station très réputée. Eaux sulfatées sodiques, magnésiennes froides, carbo-gazeuses.

Fréquentée surtout par les malades atteints d'affections circulatoires ou nerveuses.

ROUCAS-BLANC (Bouches-du-Rhône).

Eau tiède (20°) chlorurée sodique. Minéralisation : 24 gr.

Indications des eaux chlorurées.

ROSHEIM (Haut-Rhin).

Eaux froides bicarbonatées calciques lithinées.

ROUSSANDA (Yougoslavie, Banat).

Boues chlorurées sulfatées ferrugineuses.

RUBINAT (Espagne).

Eaux froides sulfatées sodiques fortes. Minéralisation totale : de 29 à 101 grammes.

Exportation comme eaux purgatives.

ROYAT-LES-BAINS (Puy-de-Dôme).

Altitude : 450 mètres.

Quatre sources thermales (20° à 35°) ; une source froide. Débit gazeux abondant (2 millions de litres d'acide carbonique par 24 heures).

Eaux alcalines, arsenicales, bicarbonatées mixtes, chlorurées, carboniques fortes. Minéralisation totale : de 0 gr. 27 (source Velléda) à 5 gr. 60.

Bains carbo-gazeux, forts et faibles ; boisson ; humage.

Indications : troubles de l'appareil circulatoire, hypertension ; uricémie ; anémie ; affections respiratoires chroniques.

SAIL-LES-BAINS (Loire).

Altitude : 250 mètres.

Eaux thermales (26° à 34°), bicarbonatées, silicatées, faiblement minéralisées radio-actives.

Dyspepsie ; rhumatismes, dermatoses.

SAIL-SOUS-COUZAN (Loire).

Altitude : 400 mètres.

Eau gazeuse, bicarbonatée mixte. Minéralisation : 3 gr. 2.

Dyspepsie, paludisme, gravelle, anémie.

SAINT-ALBAN (Loire).

Altitude : 400 mètres.

Eaux froides (17°), gazeuses, bicarbonatées mixtes. Minéralisation : 2 gr. 44.

Anémie, dyspepsie, dermatoses ; neurasthénie, cures de repos.

SAINT-AMAND (Nord).

Boues végéto-minérales sulfureuses et ferrugineuses, sulfatées calciques et magnésiennes.

Eaux froides et tièdes, radio-actives, faiblement minéralisées, sulfatées bicarbonatées.

Indications : 1° Boues : rhumatisme chronique, arthrite déformante, névrites et névralgies, métrites, eczéma ; 2° Eaux : gravelle, dyspepsie hypersthénique.

SAINT-BOES (Basses-Pyrénées).

Eau froide (13°), sulfurée calcique forte, bitumineuse.

Voies respiratoires, voies urinaires, dermatoses.

SAINT-COLOMBAN.

La plus connue des sources de Bains-les-Bains.

SAINT-CHRISTAU (Basses-Pyrénées).

Altitude : 320 mètres.

Eaux froides et tièdes (14° à 26°) ferro-cuivreuses, faiblement minéralisées.

Maladies de la peau et des muqueuses, leucoplasie buccale, catarrhe nasal, blépharites, conjonctivites, eczéma, acné.

SAINT-GALMIER (Loire).

Eau bicarbonatée mixte (2 gr. 8), utilisée surtout comme eau de table.

SAINT-GERVAIS (Haute-Savoie).

Altitude : 600 à 850 mètres. Climat de montagne. Les sources se trouvent au Fayet.

Eaux chaudes (38° à 40°), chlorurées, sulfatées, sulfhydriquées, silicatées et lithinées. Minéralisation totale : 5 grammes.

Indications : dermatoses irritables, rhino-pharyngites, névropathies, neurasthénie, débilité infantile, arthritisme chez les nerveux.

SAINT-HONORÉ (Nièvre).

Altitude : 300 mètres.

Eaux thermales (26° à 31°), sulfurées sodiques, arsenicales. Gaz : hydrogène sulfuré, azote, acide carbonique, gaz rares. Minéralisation totale : 0 gr. 39 à 0 gr. 50 par litre. Conferves.

Indications : affections chroniques des voies respiratoires des arthritiques et des enfants ; dermatoses ; lymphatisme.

SAINT-LAURENT-LES-BAINS (Ardèche).

Altitude : 882 mètres.

Eaux chaudes (53°), carbonatées sodiques.

Dermatoses, rhumatisme chronique.

SAINT-MORITZ (Suisse, Engadine).

Altitude : 1.769 mètres. Climat de haute montagne.

Eaux ferrugineuses froides (5° à 7°), bicarbonatées, gazeuses.

Anémies, chlorose.

SAINT-NECTAIRE (Puy-de-Dôme).

Altitude : 720 mètres.

Eaux chaudes et froides (12º à 55º), d'une minéralisation totale de 4 à 8 grammes par litre, gazeuses, chlorurées sodiques, bicarbonatées mixtes, lithinées, arsenicales.

Boisson, bains, affusions lombaires et demi-bains hyperthermaux, bains carbo-gazeux.

Indications : albuminurie infectieuse ou toxique (scarlatineuse, grippale, rubéolique, etc.), albuminurie de la grossesse, albuminurie de la croissance, albuminuries dyscrasiques et constitutionnelles, intoxications cardio-rénales.

Contre-indications : hypertension artérielle élevée, néphrites avancées, myocardite, tuberculose pulmonaire.

SAINT-SAUVEUR (Hautes-Pyrénées).

Altitude : 776 mètres.

Eaux thermales (19º à 35º), sulfurées sodiques fortes. Barégine.

Eaux à caractère sédatif.

Indications : affections gynécologiques ; nervosisme ; diarrhée des pays chauds, lithiase urinaire.

SALIES-DE-BÉARN (Basses-Pyrénées).

Altitude : 30 mètres.

Eaux froides (15º), chorurées sodiques fortes, contenant, par litre, 250 gr. de chlorure de sodium, 0 gr. 470 de bromure de magnésium et 0 gr. 053 d'iodure. Eaux-mères contenant 10 gr. de bromure et 1 gr. d'iodure par litre.

Bains plus ou moins mitigés, douches locales et générales.

Indications : lymphatisme, scrofule, tuberculose chirurgicale, anémies, affections gynécologiques.

SALIES-DU-SALAT (Haute-Garonne).

Altitude : 290 mètres.

Une source sulfurée calcique froide ; une source chlorurée sodique forte, bromo-iodurée, qui contient 304 grammes de chlorure de sodium par litre.

Indications des eaux chlorurées sodiques fortes, spécialement les affections chirurgicales des os et des articulations, les affections gynécologiques torpides, les maladies de la croissance.

SALINS-DU-JURA (Jura).

Altitude : 354 mètres.

Eau froide chlorurée sodique. Minéralisation : 26 grammes, dont 23 gr. 75 de chlorure de sodium. Eaux-mères contenant, par litre, 168 gr. de chlorure de sodium, 60 gr. de chlorure de magnésium, 65 gr. de sulfate de potasse, 22 gr. de sulfate de soude, 3 gr. de bromure de potassium.

Indications : scrofule, rachitisme, tuberculose chirurgicale, métrites chroniques, périmétrites.

SALINS-MOUTIERS (Savoie).
(Voir Brides-les-Bains.)

SALSO-MAGGIORE (Italie, Emilie).

Eaux froides (17°), chlorurées sodiques (153 gr. de chlorure de sodium), chlorurées calciques et magnésiennes, sortant mélangées à des gaz et à du pétrole, et contenant du lithium et du strontium en quantités importantes. Eaux-mères obtenues par évaporation. Lymphatisme, scrofule, affections des muqueuses respiratoires.

SAN-PELLEGRINO (Italie, Lombardie).

Eaux tièdes (25°), sulfatées calciques.

Gravelle, arthritisme, goutte, maladies du foie.

SAN-SALVADOUR (Var).

Eaux lithinées (0 gr. 065 par litre), bicarbonatées sodiques et calciques. Température : 17°. Minéralisation totale : 1 gr. par litre.

Goutte, rhumatisme.

SANTA-AGUEDA (Espagne, province de Guipozcoa).

Eaux sulfureuses froides et eau ferrugineuse.

Scrofule, anémies, catarrhes des voies respiratoires, affections gynécologiques.

SANTENAY (Côte-d'Or).

Altitude : 220 mètres.

Eaux froides, chlorurées et sulfatées sodiques, riches en lithine (0 gr. 09 de chlorure de lithium par litre).

Maladies par ralentissement de la nutrition, atonie intestinale, maladies du foie, gravelle.

SAUJON (Charente-Inférieure).

Station située à 10 km. de la plage de Royan. Eau froide oligo-métallique (eau de table, cures de diurèse). Cures psychothérapiques et diététiques.

SAXON (Suisse, Valais).

Altitude : 476 mètres.

Eau bicarbonatée calcique iodurée. Minéralisation : 0 gr. 95, dont 0 gr. 11 d'iodures de calcium et de magnésium.

Scrofule, rhumatisme, dermatoses.

SCHINZNACH (Suisse, Argovie).

Altitude : 351 mètres.

Eau hydrosulfurée calcique froide.

Indications des eaux sulfureuses.

SEDLITZ (Tchékoslovakie).

Eaux contenant 32 gr. de sulfate de magnésie, appelé aussi sel de Sedlitz. Utilisation sur place et exportation.

SERMAIZE (Marne).

Altitude : 120 mètres.

Eau froide bicarbonatée calcique, sulfatée, magnésienne, ferrugineuse.

Lithiase, gravelle, goutte, diabète, entérites chroniques.

SIERCK (Moselle).

Altitude : 150 mètres.
Eau chlorurée sodique froide (8 gr. par litre).
Indications générales des eaux chlorurées moyennes.

SIRADAN (Hautes-Pyrénées).

Altitude : 450 mètres.
Eaux froides, les unes ferrugineuses bicarbonatées, les autres sulfatées calciques.
Indications des eaux diurétiques et des eaux ferrugineuses.

SOULTZ ou SOULTZBAD (Bas-Rhin).

Altitude : 172 mètres.
Eaux chlorurées sodiques, 15°.
Indications des eaux de ce groupe.

SOULTZBACH (Bas-Rhin).

Eaux froides (10°) bicarbonatées ferrugineuses (0 gr. 032).
Cures à la station et exportation.

SOULTZMATT (Haut-Rhin).

Altitude : 275 mètres.
Eaux froides (minéralisation totale : 2 grammes) bicarbonatées mixtes, gazeuses.
Dyspepsie, goutte, gravelle ; diète hydrique.

SPA (Belgique, province de Liège).

Altitude : 250 mètres.
Eaux froides (10°) ferrugineuses. Boues ferrugineuses.
Anémies, chlorose. Les boues sont utilisées dans le rhumatisme, les raideurs articulaires, les affections gynécologiques.

STARI BETCHEY (Yougoslavie).

Eaux artésiennes bicarbonatées chlorurées sulfurées, 31°.

STRATHPEFFER (Ecosse).

Quatre sources sulfureuses, contenant une forte proportion d'hydrogène sulfuré, des sulfates alcalins et un peu de chlorure de sodium.

Goutte, rhumatisme, dermatoses.

STRUNGA (Roumanie).

Eaux sulfureuses et eaux ferrugineuses.

SYLVANÈS (Aveyron).

Altitude : 400 mètres. Eaux ferrugineuses chaudes (34° à 36°). Anémies, névroses.

TABIANO (Italie, Emilie).

Eaux froides, sulfurées fortes. Boues.

Dermatoses, voies respiratoires, scrofule.

TARASP-SCHULS (Suisse, canton des Grisons).

Altitude : 1.185 à 1.221 mètres.

Eaux froides (7°) contenant par litre 8 grammes de bicarbonates de soude, de chaux et de magnésie, 3 gr. 6 de chlorure de sodium, 2 gr. de sulfate de soude et 1.060 centicubes d'acide carbonique libre.

Sources ferrugineuses gazeuses.

Indications : dyspepsie, constipation, pléthore abdominale, obésité, goutte, diabète.

TELESE (Italie, province de Naples).

Eaux tièdes (20°) carbonatées sulfatées, contenant de l'acide carbonique libre et de l'hydrogène sulfuré.

Scrofule, dermatoses, gravelle, affections utérines.

TEPLICE (Teplitz) (Tchékoslovakie).

Altitude : 230 mètres.

Eaux thermales (28° à 49°) oligométalliques, bicarbonatées sodiques, bromo-iodurées.

TERCIS (Landes).

Eau chaude (37°) chlorurée sodique (2 gr.), sulfhydriquée. Scrofule, rhumatisme.

THONON (Haute-Savoie).

Altitude : 430 mètres. Sur la rive française du lac Léman.

Eaux froides faiblement minéralisées, se rapprochant de l'eau d'Evian. Cure de diurèse.

TOPLICE ou TOPLITZE (Yougoslavie).

Plusieurs localités portent ce nom.

Eaux chaudes (36°2) très radio-actives à Toplice près de Novo-Mesto.

Eaux sulfatées calciques hyperthermales (59°) à Varazdinska Toplitze (Croatie).

Eaux chaudes (37° à 43°) oligo-métalliques, radio-actives à Krapinske Toplitze (Croatie).

Eaux chaudes (36°) chlorurées salicylées, d'une minéralisation totale de 28 grammes, à Riemske Toplitze (département de Celj).

TOPOUSKO (Yougoslavie, Croatie).

Eaux hyperthermales (58° à 60°), très radio-actives, légèrement ferrugineuses.

TRÉBAS (Tarn).

Altitude : 220 mètres.

Eaux froides cuivreuses (0 gr. 004 de carbonate de cuivre par litre), lithinées, carbonatées mixtes, sulfatées, silicatées. Affections des muqueuses, dermatoses, rhumatisme.

TREFRIW (Grande-Bretagne, pays de Galles).

Eaux ferrugineuses fortes. Anémies.

THUÈS-OLETTE (Pyrénées-Orientales).
(Voir Olette.)

TZRNI GOUBER (Yougoslavie, Bosnie).

Eaux ferrugineuses et arsenicales, presque identiques à celles de Levico.

13

URBERRUAGA-DE-UBILLA (Espagne, province de Biscaye).

Eaux chaudes (27°), faiblement minéralisées (0 gr. 31 par litre), très riches en azote libre.

Affections des appareils respiratoire, digestif et génito-urinaire.

URIAGE (Isère).

Altitude : 414 mètres.

Eau chaude (27°) chlorurée sulfurée. Minéralisation : 10 gr. 50, dont 6 gr. de chlorure de sodium, 1 gr. 50 de sulfate de chaux, 1 gr. 20 de sulfate de soude, 0 gr. 60 de sulfate de magnésie, 0 gr. 55 de bicarbonate de soude, 0 gr. 002 d'arséniate de soude. Hydrogène sulfuré, gaz rares. Eau pratiquement isotonique au sérum sanguin : $\Delta = -0°530$. Conferves.

Une source ferrugineuse froide.

Cure de boisson, bains, douches-massages de Gerdy, pulvérisations, douches filiformes.

Indications : débilité, névropathies, convalescences, rachitisme, scrofule, dermatoses, syphilis, affections des muqueuses naso-pharyngiennes, ozène, rhinites, asthme nasal.

USSAT (Ariège).

Altitude : 500 mètres.

Eaux thermales (32° à 40°) sulfatées et carbonatées calciques et magnésiennes, faiblement minéralisées, radio-actives.

Maladies nerveuses : chorée, goître exophtalmique, névroses ; affections gynécologiques douloureuses.

VALDIERI (Italie, Piémont).

Altitude : 1.375 mètres.

Eaux thermales et hyperthermales (36° à 69°) sulfurées, faiblement minéralisées. Etuves naturelles.

Rhumatisme chronique.

VALS-LES-BAINS (Ardèche).

Altitude : 250 mètres.

Nombreuses sources bicarbonatées sodiques, sulfatées, lithinées, ferrugineuses, gazeuses. Minéralisation totale de 1 gramme à 9 grammes.

Source Dominique, non alcaline, non gazeuse, contenant, par litre, 0 gr. 020 d'un composé organométallique de fer et arsenic.

Action stimulante sur la sécrétion et la contractilité de l'estomac, action cholagogue, accélération générale de la nutrition.

Cure de boisson, bains, douches, inhalations d'acide carbonique, applications de boues ferro-arsenicales.

Indications : dyspepsies, maladies du foie, goutte, diabète, paludisme.

VERNET-LES-BAINS (Pyrénées-Orientales).

Altitude : 650 mètres. Station fréquentée toute l'année.

Dix sources (8° à 66°) sulfurées sodiques, alcalines, silicatées, riches en glairine. Sulfuration variant de 9 à 19 milligrammes par litre.

Bains, piscines à eau courante, hydrothérapie, pulvérisations et humages. Cure de boisson.

Indications : arthropathies rhumatismales, goutteuses, traumatiques, affections chroniques des voies respiratoires, dermatoses, syphilis, névroses, anémies.

VICHY (Allier).

Altitude : 260 mètres.

Quatorze sources (675.000 litres par vingt-quatre heures), dont les températures vont de 15° à 44°. Eaux bicarbonatées sodiques fortes (minéralisation totale : 6 gr. 40 à 8 gr. 50 par litre. Le bicarbonate de soude représente 4 à 5 gr. ; les bicarbonates de K, Fe, Ca, Mg atteignent ensemble à peine 1 gr. ; en moyenne 0 gr. 50 de NaCl et 0 gr. 30 de sulfate de soude.

Les sources les plus importantes sont : Chomel (44°), Grande Grille (41°5), Hôpital (34°), Lucas (28°)

et Célestins (15°), exploitées par l'importante Compagnie fermière de Vichy-Etat.

Etablissements hydrominéraux les mieux aménagés et les plus complets des établissements actuels du monde entier, permettant l'application de tous les traitements thermaux et para-thermaux. Installation moderne spéciale pour l'extraction des principes minéraux (sels et pastilles, comprimés de Vichy-Etat). Embouteillage très important.

Indications : affections stomacales, troubles intestinaux, maladies du foie, spécialement lithiase biliaire et foie paludéen ; lithiase rénale, maladies de la nutrition, goutte, diabète, obésité, rhumatisme chronique, séquelles de paludisme, congestions organiques secondaires à des états généraux, hérédité arthritique ou hépatique.

VIC-SUR-CÈRE (Cantal).

Altitude : 675 mètres.

Eaux froides bicarbonatées mixtes, chlorurées sulfatées sodiques, ferrugineuses, arsenicales, carbogazeuses.

Scrofule, anémies, paludisme, goutte, gravelle, troubles utérins.

VIC-LE-COMTE (Puy-de-Dôme).

Eaux chaudes (33°) bicarbonatées, chlorurées sodiques.

Arthritisme, goutte, uricémie.

VINADIO (Italie, Piémont).

Altitude : 1.130 mètres.

Eaux thermales (30° à 62°) sulfurées, chlorurées. Boues.

Rhumatismes, scrofule, dermatoses.

VRANJSKA BAGNA (Yougoslavie).

Eaux sulfatées sodiques ferrugineuses ; radio-actives.

Sont parmi les sources les plus chaudes de l'Europe : 75 à 87°.

VRNYATCHKA BAGNA (Yougoslavie).

Altitude : 226 mètres.

La plus importante station de Serbie (plus de 12.000 baigneurs). Eaux bicarbonatées mixtes, ferrugineuses, carbo-gazeuses, 35°.

VITTEL (Vosges).

Altitude : 340 mètres.

Grande Source : eau froide (11°) sulfatée carbonatée calcique, sodique et magnésienne, lithinée, ferrugineuse. Minéralisation totale : 1 gr. 20 par litre.

Source Hépar : eau froide (11°) sulfatée calcique et magnésienne. Minéralisation totale : 2 gr. 73 par litre.

Source Marie : analogue à la Grande Source, utilisée au début des cures lorsqu'on redoute l'irritabilité de la vessie.

Installation hydro-physiothérapique complète. Embouteillage très important.

Indications : la goutte et toutes ses manifestations ; gravelle rénale, albuminurie des graveleux, albuminuries fonctionnelles, néphrite chronique, affections inflammatoires des voies urinaires, lithiase biliaire, troubles gastriques et intestinaux, présclérose, glycosuries arthritiques, migraines.

WATTWILLER (Haut-Rhin).

Au pied de l'Hartmannwillerkopf.

Sources froides ferrugineuses bicarbonatées.

WEISSENBOURG (Suisse, canton de Berne).

Altitude : 874 mètres.

Eau (26°) sulfatée calcique. Minéralisation totale : 1 gr. 39.

Affections des voies respiratoires.

WILDEGG (Suisse, Argovie).

Eau froide chlorurée sodique (10 gr.) bromo-iodurée.

Scrofule, dermatoses, syphilis.

WOODHALL (Angleterre).

Eaux chlorurées sodiques, chlorurées calciques.

Rhumatismes, dermatoses, affections du rhino-pharynx.

YVERDON (Suisse, canton de Vaud).

Altitude : 433 mètres.

Eaux sulfurées sodiques tièdes (25°) faiblement minéralisées.

Rhumatismes, dermatoses, catarrhes des voies respiratoires.

TABLE DES MATIÈRES

PREMIÈRE PARTIE

LES EAUX MINÉRALES EN GÉNÉRAL

INTRODUCTION.   5

CHAPITRE   I. — Formation des eaux minérales   7

CHAPITRE II. — Répartition géographique des eaux minérales françaises 20

CHAPITRE III. — Captage 29

CHAPITRE IV. — Débit. 34

CHAPITRE V. — Exploitation des eaux minérales, législation 37

CHAPITRE VI. — Constitution chimique des eaux minérales. 43

    §   I. — Caractères généraux des solutions hydro-
minérales. 43
    § II. — L'eau 58
    § III. — Éléments constitutifs minéraux. 61
    § IV. — Les gaz des eaux minérales. 77
    § V. — Dépôts, boues, végétaux et animaux. 82
    § VI. — Altérations des eaux minérales 84

CHAPITRE VII. — Caractères physiques des eaux minérales. 86

    §   I. — Caractères banaux 86
    § II. — Température. 87
    § III. — Tonicité 93
    § IV. — Radio-activité 96
    § V. — Électricité 105

CHAPITRE VIII. — L'eau minérale totale. Classifications . 107
    §   I. — L'eau minérale totale 107
    § II. — Classifications chimiques. 109
    § III. — Classifications médicales 117
    § IV. — Principes d'une classification complète . . . 119

DEUXIÈME PARTIE

LES CURES HYDROMINÉRALES

CHAPITRE IX. — **Technique des cures hydrominérales** . .   125

§   I. — L'installation et le séjour dans la station . .   126
§   II. — L'eau minérale en ingestion.   134
§ III. — L'eau minérale en injections intra-tissu-
laires.   142
§   IV. — L'eau minérale en injections dans les cavi-
tés closes   145
§   V. — Emploi de l'eau minérale dans les cavités
naturelles   146
§   VI. — L'eau minérale en applications sur la peau.   154
§ VII. — Les adjuvants de la cure thermale   168
§ VIII. — La cure hydrominérale à domicile   174

CHAPITRE X. — **Emploi des eaux minérales dans les différentes maladies**   176

§   I. — Infections et intoxications   176
§   II. — Maladies de la nutrition   187
§ III. — Maladies du sang   195
§   IV. — Maladies de l'appareil circulatoire   196
§   V. — Maladies de l'appareil respiratoire   200
§   VI. — Maladies de l'appareil digestif   202
§ VII. — Maladies du système nerveux   211
§ VIII. — Maladies de l'appareil urinaire.   213
§   IX. — Maladies de l'appareil génital   215
§   X. — Maladies des glandes endocrines   220
§   XI. — Maladies de la peau   221
§ XII. — Affections chirurgicales des parties molles,
des os et des articulations.   223

CHAPITRE XI. — **Les principales stations hydrominérales** .   225

TABLE DES MATIÈRES   281

TABLE DES PLANCHES.   283

TABLE DES PLANCHES

Pages

Planche   I. — Le rocher de la Bourboule. Lèvre surélevée de la faille, miroirs de glissement. . .   22-23

Planche   II. — Source Cachat à Evian-les-Bains. Coupe longitudinale du captage   22-23

Planche   III. — Appareils perfectionnés pour le rinçage mécanique des bouteilles. Eaux de Vittel ; Grande Source et Source Hépar   34-35

Planche   IV. — Embouteillage aseptique. Eaux de Vittel : Grande Source et Source Hépar. .   34-35

Planche   V. — Vue intérieure des étuves romaines de Plombières. . . .   106-107

Planche   VI. — Une salle d'inhalation au Mont-Dore (d'après le tableau de A. Aublet).   106-107

Planche   VII. — Vichy. Buvette de la Grande Grille.   130-131

Planche   VIII. — Dax. Applications locales des boues à l'Etablissement thermal des Baignots. Bassin de culture des boues des Baignots.   130-131

Planche   IX. — Aix-les-Bains. La douche-massage d'Aix.   154-155

Pages

PLANCHE X. — Douche de Vichy. Massage sous l'eau à l'Etablissement thermal de Vichy . . 154-155

PLANCHE XI. — Aix-les-Bains. Etuve locale dite « Berthollet » (gaz et vapeurs des sources) . . . 166-167

PLANCHE XII. — Les adjuvances thérapeutiques. Massage abdominal sous l'eau dans la cure de l'obésité à Brides-les-Bains. 166-167

PLANCHE XIII. — Lit du docteur Darricau (de Vittel), associant la méthode du professeur Bergonié et les effets du bain de lumière en position couchée 166-167

PLANCHE XIV. — Les adjuvances thérapeutiques. Salle de mécanothérapie à l'Etablissement thermal de Vichy. 166-167

PLANCHE XV. — Exemple d'associations crénoclimatiques. Vue de Brides-les-Bains 178-179

PLANCHE XVI. — Les adjuvances thérapeutiques. Culture physique (au stade de Brides-les-Bains) . 178-179

Etablissements André Brulliard. — Saint-Dizier (Haute-Marne).